文成天縱

中醫古籍稀見稿抄本輯刊

ZHONGYI GUJI XIJIAN GAO-CHAOBEN JIKAN

李鴻濤 主編

54

廣西師範大學出版社
GUANGXI NORMAL UNIVERSITY PRESS
·桂林·

第五十四册目録

龍人孫氏醫案六十八卷

（卷一至三十）

〔清〕孫起舜纂述

清嘉慶二十二年（一八一七）抄本

麓人孫氏醫案六十八卷

本書爲中醫醫案著作。孫起舜，生平不詳。第一册有温汝适序一篇，且附有《翻譯西洋國夷醫種牛痘原説》一篇及《引痘略》，闡種痘之理，述種痘之法及各痘具體操作步驟、實施器具、施術部位及注意事項。正文從第二至二十册，共計六十八卷（原缺第十、十三册，即卷三十一至三十九、卷五十二）。全書或以形體官竅、五臟六腑之疾分類，或以病證之名分類，涉及外感、瘟疫、内傷諸病，遍及内、外、婦、兒、五官諸科，均以脉案式記録方法，辨證精准詳明，治法不落窠臼，用藥精當可取。本書既是臨證實戰可貴的經驗總結，又是中醫典型的脉案示例，具有較高的參考價值。

第首本

目錄

孫氏醫案

麓人孫氏醫案目録第壹本

山左歷邑麓人孫起舜纂述
男壽亭孫懋齡　甥蒋珊
侄慎亭孫懋修叅議　徒田先登抄訂

鼻
耳
口 舌牙咽喉唇
頸項
第伍本卷柒 卷捌 卷玖 卷拾 拾壹
肩臂
脊背
四肢麻
胸悶
左右脇疼

伍拾　伍拾壹

心喜

肝怒太息

肺悲

腎恐

虛損

癆瘵

骨蒸

周身

麻木　痺病　流注　結核　血風

雜症

第拾玖本卷陸拾

痘疹

第貳拾本卷陸拾壹 陸拾貳 陸拾叁 陸拾肆 陸拾伍

陸拾陸 陸拾柒 陸拾捌

瘟毒

感冒

寒熱

腫

虛勞

腿腰疼

中風

和胃

序

自盧扁不世出善攝生者多持勿藥之説然必慎之於未病斯能百不失一余曩在京師見安徽人來北方種痘詢其苗則來自江南多能獲效心已奇之及歸里晤南海邱君法以其法更捷云嘉慶初元年外洋醫者試於嬰兒臂上依穴法挑破見膜而止用薄刀取牛痘之漿傳之不數日即出數顆如期如期収效永不再出嗣是以人傳人如火之傳薪無不應手而愈嘉慶十年逾重洋到粵欲傳其術人未之信獨邱君詢得其詳驗之果效遂傳其方活人無算時方伯曾公學使傅公先後延至署中並奏效如神方伯取

義經勿藥有喜四字書扁以贈傳公亦賦詩贈之一時名流題詠幾徧余觀本草綱目見其稀痘方用白牛蝨僕緣牛身食飽自墜用之能稀痘即取其中有牛血耳牛蝨尚能稀痘則牛痘必稀用其苗以種宜獲十全之效理有固然無足怪者是中國人已發其端而外洋人專心致志觸類引伸亦其一長也用能順其自然不假方藥無小無大無有恐怖豈非補名醫之未備為活嬰兒之妙術而能百不失一者耶余嘉邱君之志故備書之以告來者

嘉慶丁丑仲冬順德温汝适題

繙譯西洋國夷醫種牛痘原説

天花之證西洋諸國本無也自前年間由東方傳染入境徧西洋諸國無能免者亦孑遺其荼毒不可勝計前亦曾有講求種法不過以天行好痘相為傳種未能盡善卒亦不能保其無害嘉慶元年本國西洋國天行大盛紛紛傳染遇害甚多惟有一鄉畜牛取乳者小兒甚衆獨免傳染之害問其故則云初見牛之乳頭乳傍有小藍疱形如痘樣曽取其醬以沾小兒身上各出數顆毫無所苦後遂不復染天行之痘其時有醫生咕嚀者往察得其實因意牛痘能解人痘之毒試以其種種在小兒臂上所種之兒果不復傳染人痘遂以其法

傳之啞嘆唎嘿等國呂宗國王聞之特發萬金遣船載嬰兒
種傳種而去無不應驗因諭所屬之小呂宗國亦依法傳種俱
能免害隨于嘉慶十年四月内嗶噠喀嗜船由小呂宋載嬰兒以
傳痘種至澳門其本國醫生偕澳門醫生照方法傳種華夷童
穉不下數百俱保全恙則此法誠保赤子之慈航足以補造化
之缺憾也因將目擊屢驗者詳訂繙譯輯成一書以傳於世
一牛痘種與天行痘不同天行之證定必發寒發熱諸般苦楚
雖用鍼薰藥發亦不能必其無虞若牛痘種則在于所種之
處止出顆雖微有發熱然實甚輕兒無所苦並不用藥而
自然灌漿収靨十餘日間兒之起居飲食安然無恙而

功已成矣

一種法詳邱氏引痘畧

一種後發點詳邱氏引痘畧

一種之部位在肩膊之下曲靜之上臂背多肉之處近曲靜約寸餘或二寸許視兒之大小為度兩手並種每邊二顆多不過三顆勻挑臂上相去約四五分圖於後按邱氏引痘畧有穴圖然兒之大小不同但約畧按定三焦經脉所過路種下便得法

一刀以純鋼為之其形如劍兩邊藏鋒長約寸餘濶約二三分末須尖薄而利方可用圖于後

一取種有因地方遠隔小兒不能往者有傳乾苗法詳引痘畧乾苗

之法有出偽痘者不可不知雖出偽痘亦無險患不過天行時復出耳　真偽之辨詳引痘略茲不贅録

一有初種一次不出者此或種不如法不妨再種有出而不甚漲滿厚醫者亦可補種以尽引其毒若種至三次不出者此兒或本無先天之毒永不出痘或其毒甚輕月内已出數顆父母不覺若俱不然則此兒先天之毒必深伏于中非種可能引出遇天行時其一發必太盛也然此等甚少千萬中未見一二人也又有雖經種過而天行時再出者亦由是兒毒本過盛一洩而不能尽故不免再出也然此不過數百中之一二耳雖再出亦甚稀疎安然無恙以已洩其毒于先故也此皆歷驗之言非為臆

説惟願仁人君子廣為傳播則種福無窮矣
按此法然誠善然不得法種則不能種非其種者不可用也聞有以行痘漿妄為傳種者竟致徧身發見不可不慎也此種須從牛身來不論何地之牛但見其乳旁有藍疱如前所言痘樣者便可用其漿以種又如遇期無小兒傳種亦可將人漿寄種牛身上以便再傳不絕斯則隨處可行而萬全無弊者也

引痘畧自序

順造物之生成易補天地之缺憾雖嬰兒之患天花十損二三甚者不存五六古之醫痘者惟待其毒之既發而治之宋以來始有取痘苗絮于鼻孔一法後人效之可謂善所感事捷而功鉅矣然猶失十一于千百未能操券而十全也

聖朝德化涵濡濟民仁壽薄海內外讋慄偕來嘉慶元年外洋醫人憫其國中嬰孩常遭此厄盡心講求得牛痘之法于毒之未發先行引之不擇天時不煩禁忌不延醫不用藥以此流傳鄰近諸國如嚮晉斯應迨嘉慶十年四月由小呂宋舟載嬰兒遞傳其種以至澳門予時操業在澳聞其事不

勞而效甚大也適予未出天花身試果驗洎行之家人戚
友亦無不驗者于是洋行好善諸公以予悉此囑于會館
專司其事歷十數寒暑凡問途接踵而至者累百盈千無
有損失夫嬰兒之無不出痘者天也須之有效有不效人也
嘗
賞恭讀
御纂醫宗金鑑云正痘感于得病之後而種痘則施于未病之
先正痘裡于戍病之時而種痘則調于無病之日既無諸症夾
雜于其中復有善方引導于其外然則牛痘之理原包括
種痘諸法之中雖種之法有不同而其為善方引導于其外則
一也熺素不為醫亦未嘗以此取人絲毫之利其所以力行此

者則以出痘人所同患慈幼人之同情可以無險履平避危就
安（妙）名不言濟于人詎可私于已第念足不越國門名不踰鄉曲而
痘之患處處言之此法予既得之最先且行之無証用敢筆之
于出以質之于世爰取其法之歷驗者條述之並繕為圖都為
一帙仁人君子知有此方不鄙是編相與講明而流布之俾嬰
兒不罹（罹）天花之厄共嬉游於光天化日中也不亦此（慈）幼者之所同
快哉

嘉慶二十二年丁丑冬南海邱熺浩川識

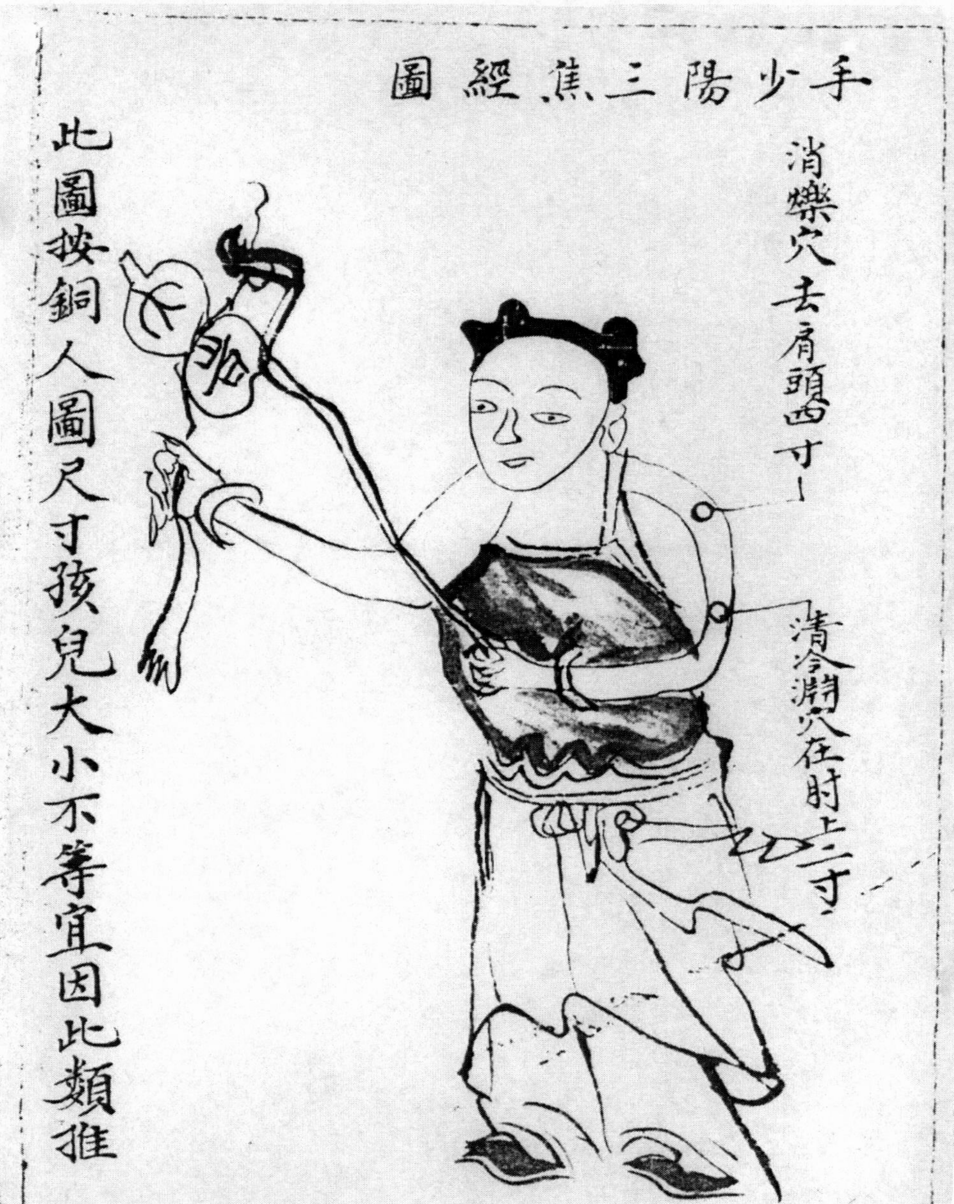
手少陽三焦經圖
消濼穴去肩頭四寸
清冷淵穴在肘上二寸
此圖按銅人圖尺寸孩兒大小不等宜因此類推

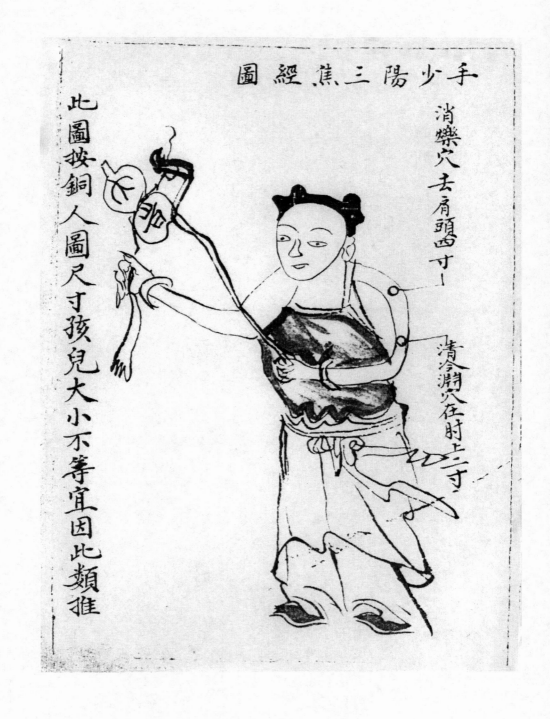

種牛痘穴分圖

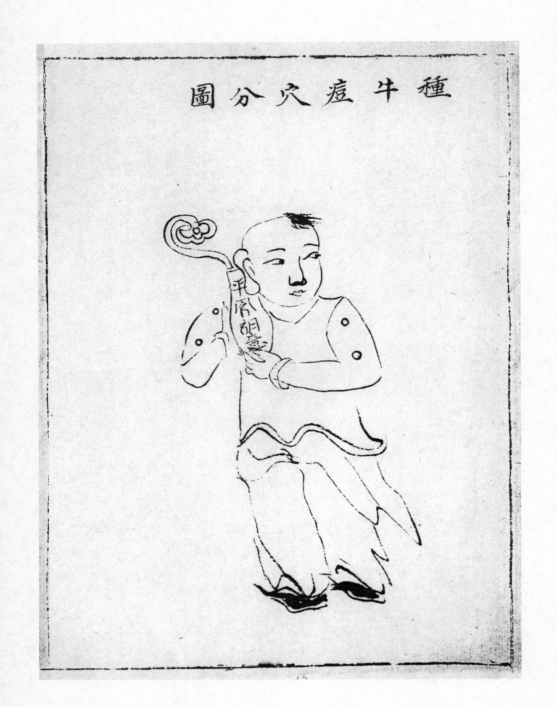

種痘刀式

刀以純鋼為之其形

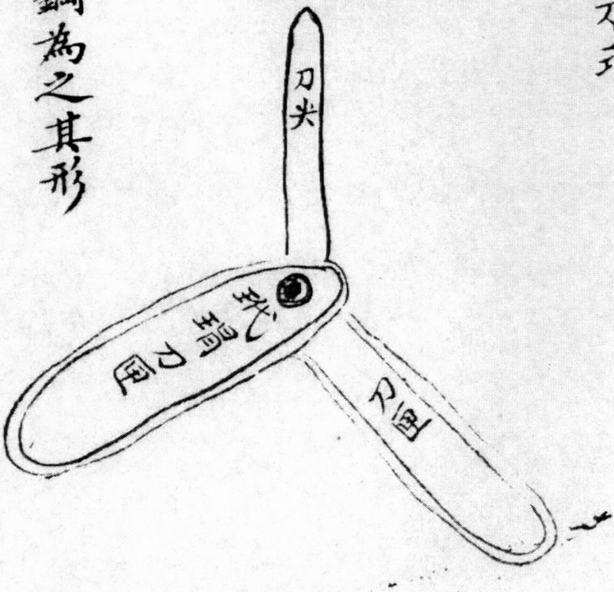

執刀式

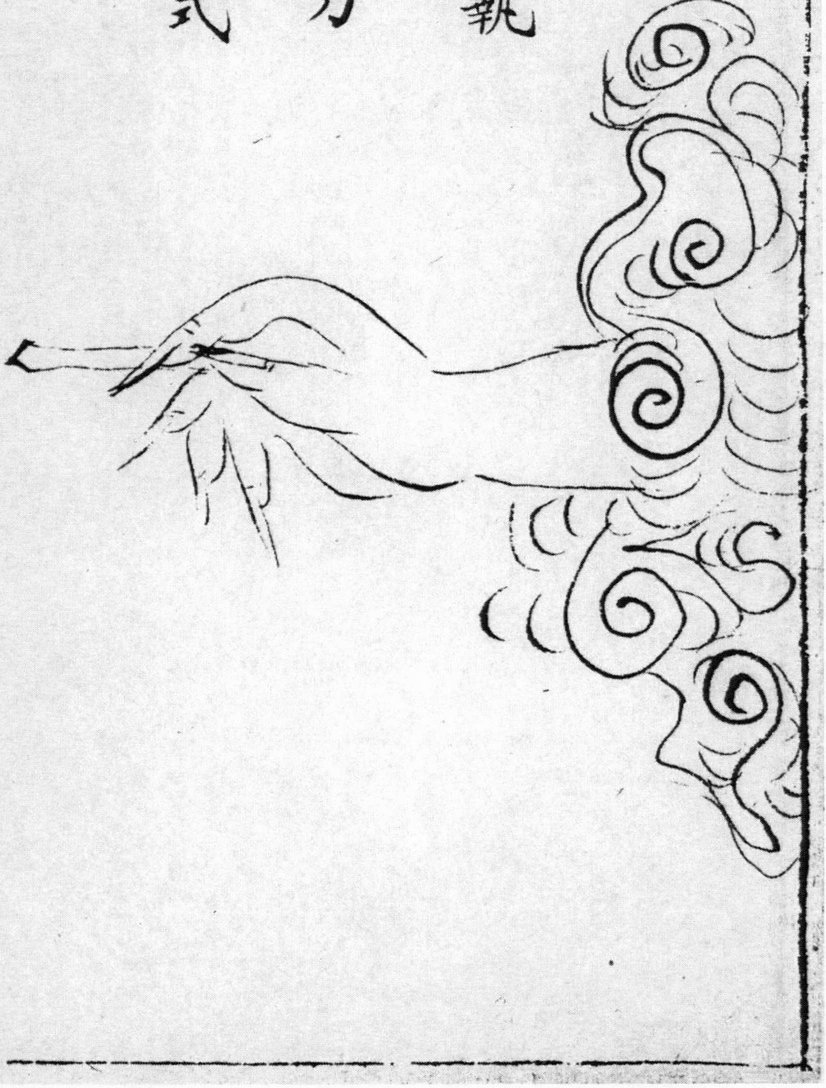

痘爲小兒一大病當天行時人人尚且遠避今無故取嬰兒而與之以病可乎曰非也譬之捕盜乘其羽翼未成就而擒之甚易矣譬之去莠及其滋蔓未延芟而除之甚易矣人家小兒出痘如遇險症延醫服藥舉家日夜守視多少酸辛問卜求神少驚恐其輕者亦須多方調護今牛痘四顆六顆小兒喜笑飲食一切如常旬日外告厥成功無灾無害不惟小兒省却疾苦即育子者却憂勞法誠善也

或問種牛痘有死者否曰斷無致死之理予少時未出天花洋醫爲予種時年三十二歲今已七十有三年矣經予手所種小兒不下萬千皆根基長養以至取妻生子不能悉數即如南城

賓谷曾大中丞近六旬難於得嗣前開藩吾粵時舉一子命予為種痘隨手奏效蒙贈以勿藥有喜四字扁額其他所種萬無一失人所共知若非身試勿誤敢以人為戲乎

首在留漿養苗

牛痘法在養苗此苗始自外洋嗣後以人傳人貴乎連綿不絕予既于洋行會館設局夏月以八日為一期春秋冬三季以九日為一期周而復始來種者風雨勿改而洋行好善諸公醵金生息自四月至九月來種者酌以菓金與取漿之人其所設菓金者蓋當盛夏溽暑之時即平日深信者亦多色拘執而不肯來痘不種則漿無從取漿不取則苗無以繼今

既設菓金俾來者孩童既獲安全而貧之亦不無小補於是種痘者源源而來而佳苗乃綿綿弗絕行之既久人咸知牛痘之法雖盛暑亦無礙也

次在認識瘋疾

父母愛子之心人人皆同粵東地勢卑溼不無瘋疾來求種者恐一同混雜誤取其漿傳之無疾病小兒為害不淺以此呈請有司派令養濟院認識瘋疾之人具結存案逢期到局伺候凡來種者先令驗過然後取苗自無貽誤

按此法原為廣東西設然楊梅瘡毒所在皆有亦不可不防而辨之功

引泄法

其法不論春夏秋冬、隨時皆可不揀天時氣不擇良辰不避風不禁忌不分男女不拘大小自小兒生百日後但現在無瘡癩無瘰癧無胎毒及皮膚血熱疳積諸疾病便可隨時引種

牛痘貫漿滿足總在八九日故種痘之期大都以八九日爲率太早則漿無力遲則漿老無功至期于先一期所種漿水滿足之孩童擇其痘頂不尖脚不斜不皺不黃不暗不破要如紅線圍繞收束緊實色若珍珠寶光者又察此童現在無瘡癩瘰癧胎毒皮膚血熱疳積疾病等症者是謂佳苗若其痘色淡白暗而無寶光頂雖平而脚斜似鬆中央無一點焦

硬者不宜用

苗功佳矣取苗時用刀尖向其痘面四圍輕輕剔破將痘面
中央一點焦硬小靨微揭其漿清亮者可用若見漿水滿
白或黃即時刀尖三兩次点去滿漿俟其流出清漿如圓珠
一粒不流數者為貴好漿一粒可數人種時孩童衣衫兩袖捲
貼膊上用小繩二前後各一橫穿兩袖結束緊緊（令兩臂露出雖寒天不忌）
男先左女先右種痘者左手執定孩童之臂勿令伸縮右手將刀
尖點取佳苗（即已種出者貫滿之漿）向兩臂消爍清冷淵二穴每臂每穴各種
一顆如孩童年至五六歲以上日啗腥膩五味恐有後天之毒則
于穴上下相連之處中間各更一顆不宜出四顆六顆數外

其刺法用刀不宜真竪宜輕巧将點苗刀尖輕輕平刺皮膜如一紙之薄刺處約寬一分即順手輕輕一按然後拔出一微見血為度将刀尖餘漿輾轉抆拭同其微血注于所刺穴中使漿與血調和其氣達于三焦之輕〔經〕血氣相感自然取效斷不宜手重恐深刺入肉出血畧多反将苗漿衝去

如法種畢其兩臂微血勿被衣衫拭去（如拭去可将漿補種原處）俟血點既乾除将衣袖垂下不必用紬包裡束扎反令血氣不行貼身之衣宜用柔軟綵紬若衣服漿洗粗硬者恐致擦損

度苗法

按期取鮮漿種痘以人傳人固妙但正〔止〕可施之近處若遠處難

取鮮漿可爲佳苗之靨如前式者鑵藏密封帯在身旁日夜不離可以留十日半月按此固是然現由粤寄來京然三十餘日用猶有效倘不能即用逢痘期之日將其漿靨背攤鋪在鮮漿之上使其氣息沾潤或用鮮漿抹過靨背亦可凡用靨時取備人乳少許將刀尖刮取靨中之肉即痘痂向一面膿所結成者按此不如直將靨研成細末放于磁器面上以人乳滴入令其溼潤然後用刀尖研刮乳漿照方法刺于臂上此特為路遠不能取鮮漿者而言即痘靨亦可取效

又有乾苗法將象牙小簪二枝各就滿漿之孩童痘上兩三次沾取痘漿俟其乾了藏于鵝毛筒内用蠟密封可留二十三日按此方法惟取牛痘為妙

用時取備清水一碗煎滚以牙簪在
在滚水氣上熏潤互相刮浮其漿推聚于簪尖膜（上即用力）孔裡輾
轉畧（如前）法刺破孩童皮膜隨將簪揷入所破皮膜孔裡輾轉畧
為摇動得其微血洗此漿於肌膚内亦可或將有漿之簪揷
入滚水内立即提起摇（去）出滚水如法用之但乾苗有引出引不
出者不如用痘靨更不如用鮮漿得氣較全自然之理也

孫氏醫案

第貳

頭面眉

麓人孫氏醫案卷貳本

卷壹

頭面眉部

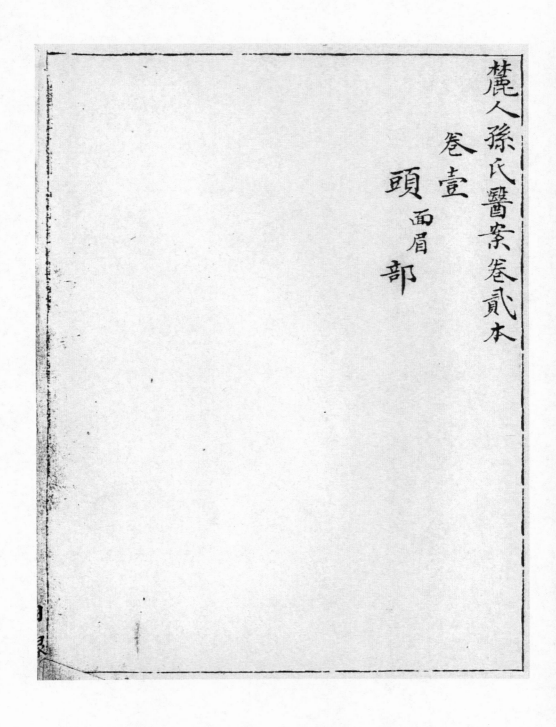

麓人孫氏醫案卷壹

山左歷邑麓人孫起舜纂述

男　壽亭　懋齡　參訂

侄　慎亭　修

分數加減存乎其人

頭部 附面目

實火頭疼

王三十餘歲南方切脈兩關沉瘀而數此胃停食火肝瘀症也而胃為水谷之海主轉輸消腐則清升濁降今食滯生熱乏為升降之序以致濁熱蒸薰上焦而頭為諸陽之會輕清之部分故頭疼面赤懶食口大渴身熱加以肝瘀侵剋治當清胃逐滯和肝調瘀諸症解矣

炒只實八分　煅石膏一錢　柴胡一錢　藁本一錢
肥知母一錢　九蒸軍一錢　杭芍一錢炒　葛根八分
製香附一錢　生甘草一錢
引加葧薺二個打碎　水煎服　刺頭維穴

寒濕頭疼

張五十餘歲偶而頭疼切脈六部浮緩此寒濕侵襲頭疼症也經云頭為諸陽之首寒為陰邪今寒湿侵感以致陰陽交爭故現頭疼之症治宜逐寒利湿麻滑為要耳

上藁本二錢　蔓荊子二錢炒研　防風一錢　茯苓三錢
杭白芷一錢　大川芎一錢　蒼朮二錢土炒　甘草一錢

引加鮮姜二片 水煎服 刺合谷穴

頭面作腫

呂氏六十餘歲憎寒壯熱頭汗而熱即解但頭面作腫而熱脉六部数浮

川羌活二錢 生山梔二錢研 黄芩二錢 防風二錢

直元參三錢 細木通二錢 荆芥二錢 甘草一錢

引加薄荷少許 水煎服

頭眩暈

周氏三十餘歲忽然頭暈而熱耳鳴兼有頭疼之症

白菊花三錢 蔓荆子三錢炒研 藁本二錢 當歸五錢

霜桑葉三錢 黑元參三錢 川芎一錢 甘草一錢

王氏七十餘歲頭暈二載耳目不清起卧晝夜如常或有牙疼不時之症

頭暈

首烏製六錢　金當歸酒洗二錢　桑葉二錢　茯苓三錢

丹皮三錢　杭白芍炒三錢　菊花米　龜板酥炙四錢

澤瀉二錢

引加藕荷梗少許　水煎服

引加鹽炒黃柏米　水煎服

陰虛頭疼

李氏三十餘歲逐日日晡寒熱頭疼身熱三更後止天癸行時則甚余切脉

六部沉澀左關澀細此腎虛不得乘陽症也而頭爲天象腦爲髓海又腎爲先天之根灌脊絡腦晝則隨陽上升而髓滿午後則就陰下行而腦空故日晡而漸疼甚況肝爲血海又乙癸同源而血豈有餘乎治宜滋陰以助血腦髓實而頭疼自止矣

大熟地一兩　藁本錢　大川芎二錢　龜板四錢炙
全當歸三錢　細辛錢　山萸肉錢　澤瀉錢
引加淡海參一兩　青鹽　水煎服

頭疼

孫氏婿三十餘歲鼻出臭膿右半偏頭疼發作疼畏寒齒動六脈沉芤

大熟地六錢　當歸三錢　山藥炒三錢　茯苓三錢

山萸肉二錢 川芎二錢 邊桂八分去粗皮研 白芍三錢

生甘草錢

引加鮮姜三片 大棗三枚 水煎服

張氏四十餘歲感寒數日已解但頭疼不止晝重夜輕疼則心亂連鼻根掉疼兩關脉大略有憎寒之症

川芎二錢 蔓荊子三錢炒研 製香附二錢 羌活三錢

藁本二錢 香白芷錢 軟柴胡二錢 黃芩錢

甘草錢

引加鮮姜三片 葱白三寸 水煎服

貴氏三十餘歲素血虛因遷居勞碌感寒憎寒壯熱嘔吐頭疼六部浮急

而沉濇

紫蘇錢　當歸三分　荊芥錢炒研　陳皮二分
枳殼錢麩炒　藁本錢　川芎二分　半夏製錢
茯神二分　甘草分
　引加鮮姜二片　葱白三寸　水煎服

某三十餘歲頭疼腦後疼惡風發散藥服之畧輕俄頃仍然更重自汗如
此二月有餘形体甚危脉六部沉細

黃耆製三分　人參三分　熟地五分　肉桂分去皮研
茯苓三分　歸身三分　焦朮三分炒　杭芍三分炒
附子炮錢　甘草分

引帖山萸肉二錢 五味子二錢 水煎服

張三十餘歲居粮行經營事酬繁多言擾紛紜(紜)更後方歇向未不慣自覺勞煩強力所為忽而頭疼日夜不安少食作嘔意欲療治不效復用六脉沉濡

首烏五錢(炙) 細辛一錢 白芷錢 杭芎二錢(炒)

川芎一錢 桂枝一錢 藁本一錢 甘草錢

引帖鮮生姜三片 荷葉一塊 水煎服

一人頭疼作疼作止無有一定日夜常疾(疼)經年餘矣

藁本錢 荊子一錢(炒) 白芷八分 葛根一錢

川芎錢 細辛五分 柴胡八分 甘草 菊花三朵

引加荷葉 一服方道 苗中寺國 少三服

胡氏三十餘歲向未前陰腫疼之症服加味消遥漸今忽而頭疼半月未止日晡益甚兼有白帯極多飲食不甜右関寸急數心悸等症 余診此症乃陰虚感寒不得疎觧加以脾湿乏為升降運化之常故現等症

藁本 一錢 荊子 炒研 一錢 細辛 一錢 當歸 三錢

茯苓 二錢 川芎 錢 首烏 炙 三錢 杭芍 生 三錢

陳皮 錢 甘草 錢

引加白鷄冠花 五錢 少三服

孫氏三十餘忽然心煩齒疼身熱憎寒身疼服發散清解之劑次早頭疼如破至甚手按抱裸暑止脈浮數大便三日不行小便紅赤而短

藁本二斗　荊子三斗　白芷斗　柴胡二斗

川芎未　細辛未　羌活二斗　黃芩二斗

枳實炒二斗　檳榔五斗　甘草斗

引加鮮姜二片　水煎服

頭暈

何三十餘歲感寒數日身熱已解但惡寒鼻塞声重頭暈之症脉

六部沉濇而浮數

藁本未　杭芎三斗　柴胡未　荊子三斗

桂枝三斗　白芷未　陳皮未　甘草斗

引加生姜三片　葱白三寸　水煎服

先吸藥氣後服再飲熱稀粥一碗覆臥微得汗而解

虛頭疼

李四十餘歲素好氣多言頭疼日夜不止用色畏方安二月多矣頭疼甚則欲死脈六部沉細服濟陰煎下發散更甚

黃芪炙 三錢　人參 三錢　升麻炒 五分　茯神 二錢
川芎 三錢　歸身 三錢　白朮炒 三錢　柴胡炒 五分
陳皮 二錢　甘草 錢
引加荷葉一塊 水煎服

產後頭疼

李氏二十餘歲產後月餘頭疼日晡憎寒六脈沉澀

當歸 六錢　藁本 二錢　柴胡 錢　萸肉 三錢

川芎三钱 荊芥三钱炒研 熟地六钱 細辛木

甘草钱

引加鮮姜三片 水煎服

陶氏二十餘歲産後數日頭症不止之症

當歸 荊芥 紅花 益母

川芎 藁本 陳皮 甘草

引加鮮姜二片 水煎服

頭面生瘡

朱女十四五歲素有氣癧條而面腫生瘡之症六部洪大

荊芥三钱 柴胡三钱 知母三钱 羚羊角鎊二钱

防風二分 羌活二分 黃芩三分 煆石膏五分

引加藕蘆芽少許 水煎服

觸寒頭疼

李二十餘歲秋月出外遇有天氣大變寒冷至冷至甚回家頭疼日延不愈 余胗六脈沉伏頭雖熱而惡冷蓋頭者五臟六腑之精華皆灌注於頭頭為六陽之首今彼大寒蒙蔽清明內陽不得發越疾久若熱而非熱故頭疼在午後面不紅而紅則有時等症治宜疏解溫舒使其外寒漸除而頭疼豁然退矣

枯艸一錢 桂枝一錢 藁本一分 白附子八分

荊芥炒研一錢 防風一分 川芎一錢 炮附子八分

引加葱葉八分 水煎服 刺神庭穴

頭面畏寒

周氏孀四十餘歲素日勞心傷肝少遭孀凄瘀悶思慮內傷至甚皆以為感寒 余胗右關沉微而兼遲此由胃虛寒凝清陽不升之故耳

白蔻仁 一錢 茯苓 二錢 炮姜 八分 葛根 一錢

白朮 二錢 土炒 陳皮 一錢 甘草 五分

引加鮮姜 三片 大棗 二枚 水煎服

左偏頭疼

王三十餘歲倏而左偏頭疼六脉數急

石羔 五錢 藁本 二錢 荊芥 三錢 炒研 細辛 一錢

知母一錢 川芎二錢 白芷五分 甘草一錢

引加葱白五寸 水煎服

左腮腫

王四十餘歲忽然左腮腫疼皮色不变之症

荊芥一錢 柴胡二錢 赤芍二錢 羌活一錢

防風二錢 葛根一錢 連翹二錢 甘草一錢

引加鑪底土少許 水煎服 刺合谷穴

兩顴紅赤食少

張氏孀三十餘歲兩顴日晡紅赤夜卧不安食即懶嚥不下六脉沉細而數自汗心悸等症

黄耆製 三錢　臺參 三錢　棗仁炒研 錢　麥冬去心 三錢
歸身 二錢　茯神 三錢　遠志 二錢　知母鹽炒 三錢
黄柏鹽炒 錢　丹皮 三錢
引加淡竹葉 錢　小麥一把　煎服

兩顴日晡紅赤

黄氏三十餘歲倏而兩顴日晡紅赤皆因思慮太過心事不遂之故
耳脈六部沉細而數
臺參 三錢　黄耆製 三錢　歸身 二錢　黄柏鹽炒 錢
茯神 三錢　遠志 二錢　棗仁炒研 錢　知母鹽炒 二錢
丹皮 二錢　甘草 錢

引加淡竹葉錢 小麥一把 水煎服

頭疼胸悶

沈氏三十餘歲素日虛弱吹烟更為憊虛今忽而頭疼心悸等症脈

六部沉細

當歸五分 藁本二分 棗仁錢 枳殼炒二分

川芎二分 茯神三分 陳皮二分 甘草分

引加鮮姜三片 水煎服

虛火頭疼

李孀四十餘歲切脈六部沉細此心肝虛陽上越症也經云心藏神而主

火肝者陽火之源心之母也今由多疑心慮諸凡不隨以致虛陽妄動

薰蒸腦海故現日晡面赤如烙乃作頭疼之症治宜安神和肝清
解虛陽上越而捷瘥矣

菊花 錢 茯神 米 遠志 八分 炒 小艸 錢
桑葉 錢 冬朮 八分 炒焦 赤芍 米 胆艸 米
丹皮 錢 生地 二錢 通艸 八分
引加青荷葉 一掌 鮮苦葉 十 服之

〇 午後頭疼
張氏三十餘歲素經水傷血虛而頭疼憎寒壯熱惡心等症
當歸 三錢 川芎 二錢 茯苓 三錢 柴胡 二錢
骨皮 三錢 杭芍 三錢 炒 藁本 二錢 白朮 炒 三錢

丹皮三分 枳殼炒三分 半夏制三分 甘草一分
引加鮮薑三片 葱白三寸 水煎服

大頭瘟毒

陶氏四十餘歲心事不遂忽感風寒憎寒壯熱面腫紅赤挨次而腫作疼之症六脉浮緊

荊芥二分 牛蒡炒研二分 羌活二分 連殼二分
防風二分 黃芩二分 柴胡二分 山梔研
赤芍二分 羚羊鎊二分 甘草一分
引加蘆根少許 水煎服 再用柏葉二分 蚯蚓糞少許 合搗敷之

頭運

裴五十餘歲忽而頭運左半偏痛疼脈六部沉緊

天麻二錢　首烏五錢炙　當歸三錢　桑葉二錢

旋覆三錢炒　荆子三錢炒研　決明子　甘草錢

引加荷葉一塊水煎服

頸項脹

李三十餘歲休胖思慮咽喉如有物礙胸膈不快飲食如在此停

往頸項脹疼六脈浮滯

蘇子三錢炒研　青皮三錢　浙貝三錢去心　前胡二錢

桑皮炒三錢　只殼三錢炒　檳榔四錢　蘇梗二錢

甘草錢

引加荷葉一個 水煎服

頭暈

張氏三十餘歲素虛瘦弱家務事繁勞碌強力以致眩暈耳鳴脊背肩沉重作脹食少無味食後脾惓体酸脈六部沉細加以氣滯心悸胃脘時乍有食疼腿疼酸重之症

黄耆炙 三錢　臺參 三錢　焦朮炒 三錢　柴胡炒 八分

歸身炙 三錢　茯神 三錢　升麻炒 　枳實炒 三錢

香附炙 三錢　陳皮 二錢　甘艸 錢

引加陳香元 二錢 水煎服

頂側疙瘩

朱二十餘歲耳下後二邊筋吻起疙瘩三二枚别無所苦之症

當歸三錢　芥子一錢炒研　牡蠣二錢粉　柴胡一錢

桂枝三錢　海藻錢　赤芍三錢　浙貝二錢去心

茯苓三錢　香附三錢炙　木瓜三錢

引枇杷葉去毛　水煎服

頸項強疼頭疼

康氏五十餘歲素虛弱忽然左項強疼漸及右項兼耳頭骨脹不得轉側如天柱倒手托頦下稍輕之症左尺脉浮緊而沉濇

荊芥三錢炒研　首烏六錢製　杭芍三錢炒　細辛一錢

藁本二錢　當歸三錢　川芎錢　炮附一錢

萸肉二錢 甘草錢 引加鮮薑三片 水煎服

面腫

徐氏三十餘歲素虛觸氣不遂以致面腫食少胸悶等症

豆豉三錢 紫蘇木 半夏炙三錢 枳殼炒三錢

香附炙三錢 陳皮二錢 茯苓三錢 神曲炒二錢

甘草錢

引加薄荷少許 水煎服 刺陽谷穴

周氏四十餘歲忽而面腫咳嗽胃食少偶觸氣滯停羊肉燒酒自此所病

羊肉燒酒即微嘔不願食病早重晚四肢兼腫之症脈右關沉緩

薏米五分　澤瀉三分　桑皮三分炙　枳殼三分炒
茯苓五分　豬苓三分　棗仁三分炒研　陳皮二分
半夏二分炙　香附三分炙　甘草分
引加鮮姜三片　水煎服　外搗杏仁泥塗之

頭暈腹脹

汪氏五十餘歲素日心血虛弱加以肝氣不舒偶而胃痛作脹頭暈心悸等症脾惓目不欲開脈沉微

黨參二分　山藥三分炒　香附三分炙　建曲二分
茯神三分　扁豆三分炒研　杭芍三分炒　當歸三分
枳殼二分炒　甘草分

引加鮮荷葉一塊 水煎服

右腮腫

張氏七十餘歲因氣惱以致齒齦腫疼兼腮作腫內疼六脈數

生地三錢 丹皮三錢 防風一錢 木通一錢

赤芍三錢 荊芥一錢 黃芩一錢 甘草一錢

引加蘆根少許 水煎服

頭面覺熱運暈

汪氏五十餘歲煩慮煩燥熱心諸逆氣痰甚多以致腹脹悶頭面熱紅

火薰口舌有瘡加以眩暈心悸脈六部沉細而數

霜葉二錢 生梔子三錢 麥冬二錢去心 枇杷葉三錢去毛

蘇梗二錢　白菊花二錢　香附二錢炙　神曲二錢炒
甘艸錢　　引加蓮梢一尺寸　煎服

面水生瘡

孫氏二十餘歲忽而腹起碎瘰後及四肢漸至面腮鼻孔破則
出水黏臭此水觸處即起覺如熱蒸疑以誤食之症六脈緩
雙花三錢　茯苓二錢　荊芥二錢　澤瀉錢
蒼朮三錢　黃芩二錢　防風二錢　山梔錢炒
甘艸錢
引加鮮柳葉二十片　煎服　再者青黛水調古石泥塗之

黄氏二十餘歲面生水瘡兩腮連鼻一片不時出水熱蒸作腫六

脉數

連翹三錢 貝母二錢 酒軍二錢 荆芥一錢

黄芩二錢 白芍一錢 雙花二錢 防風一錢

甘草一錢

引加蒲公英三錢 薑皮 再用銅綠三錢 膽礬三錢 輕粉一錢 石膏一錢 搽之乾猪胆汁調搽之

頭汗

李三十餘歲素日虛弱又有邪毒因以利藥寒冷所服甚多為感寒

自以疎散隨為自汗漸至寅時頭汗之症脉沉濡

首烏五錢 杭芍三錢 生牡蠣一錢 元參二錢

菊花钱半 當歸二钱 五味钱 牛蒡钱半炒研

引加金銀花钱半 水煎服

口眼喎斜

趙七十餘歲素日精神健壯偶而半身不用口眼喎斜今數日只能步履能

動口能言惟雙手不能握笑則口眼喎斜六脉浮濇

首烏八钱炙 當歸三钱 乾姜黃钱半 全蝎二个去毒

桂枝钱半 杭芍炒三钱 白附子八分 姜蚕炒钱半

甘草钱

引加姜汁少許 水煎服

兩邊發頤

張二十餘歲項側作腫身熱憎寒脈六部沉数

連翹 三钱　黄芩 三钱　元參 三钱　枳實 三钱炒

桃仁 研 三钱　牛蒡 炒研 二钱　藍根 二钱　荆芥 二钱

羚羊 三钱　甘草 钱

引加蘆根 大許　水煎服　外用雞子清調赤小豆末加蝸牛飛麵合均貼患處

項側不利咳

桂三十餘歲病疫後餘邪脖項不利必上衝腦加以夜咳未止之症脈右寸沉数

羌活 二钱　生地 三钱　浙貝母 去心研 二钱　天冬 二钱

細辛 木　麦冬 去心 二钱　桑葉 二钱　知母 二钱

甘草錢　引加鹿茸少許　水煎服

頭疼止天柱倒

許四十餘歲得頭疼半年服補中益陰得止但天柱不得作强畧起則運而仍衝自項上腦微疼六脈沉微而濡

黄耆五錢　臺參五錢　棗皮五錢　升麻炒錢

歸身三錢　白朮土炒三錢　首烏製八錢　柴胡炒錢

川芎二錢　甘草錢

引加核桃仁研二個　水煎服

頭疼日久

某三十餘歲自正月晦日早晨大雪外行感寒從此頭疼不止三月有餘不分晝夜夜則益甚早晨微爽六脈沉細余功係炒合後至空虛感寒侵腦故也

細辛七卜　獨活二斗　荊芥二斗　山藥二斗
川芎五　藁本五　熟地八斗炒研　附子五
桂枝五
引加葱白寸　水煎先吸藥氣後服

眩暈

湯氏六十餘歲素日虛弱忽而眩暈眩言其黑暈言其轉目閉眼黑身轉耳聾並無疼苦精神眩動上下反覆如在舟車之上起則欲倒飲

食即吐等症此由中氣不足清氣不得上升外邪乘襲而作眩暈脉

六部沉細

黄耆三錢炙　焦朮三錢　升麻炒五分　歸身三錢

党參三錢　陳皮二錢　柴胡炒八分　天麻一錢

荊子炒研三錢　甘草一錢

引加生薑三片　大棗二個　水煎服

頭重

憚五十餘歲素日好飲而兼虛弱一日忽然頭面如蒙其重如山此係中氣虛而兼受湿症也湿能生熱氣虛則天地鬱蒸之氣升騰於上籠結不開故現頭重之症治宜和中利湿庶得內安脉沉緩

半夏製 二錢 黄芩炒 二錢 麥冬 川芎 二錢

茯苓 三錢 蒼朮炒 三錢 升麻炒 防風 一錢

甘草 一錢

引加荷葉一角 水煎服

頭搖

任四十餘歲忽然頭搖六脈伏緊此係觸怒受風症也肝主木木屬風絡於頭腦觸怒傷肝升清之令失常而兼受風風主動搖故現頭搖之症

羌活 三錢 藁本 二錢 蒼朮炒 二錢 香附製 三錢

川芎 一錢 白芷 一錢 細辛 分 甘草 一錢

引加尾蔥大許 水煎服

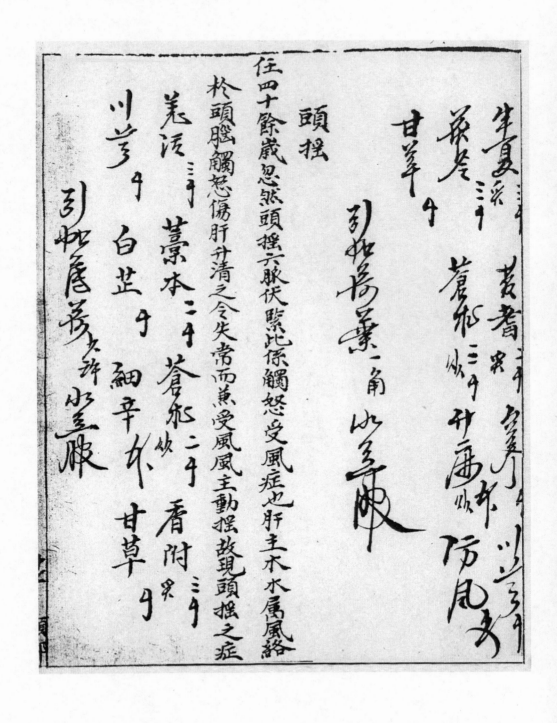

頭響

張氏三十餘歲素日心事不遂好氣今觸氣以致頭内如虫蛀响余診此係觸氣傷肝症也丹溪所謂氣有餘即為是火肝屬木木乃火之母火氣上升瘀結不散故現頭响之症

當歸三錢　白朮炒三錢　柴胡三錢　山梔炒三錢
白芍炒三錢　茯苓三錢　丹皮三錢　甘草一錢

引加荷葉一角　水煎服　再以茶子末為末吹入鼻中立效

日晡頭疼

貴氏三十餘歲向來血虛倏而日晡頭疼午前無病午後則疼痛切脉左寸關沉濇此由心肝血虛症也而心主血肝藏血頭為諸陽之首盖無

陽則陰無以生無陰則陽無以化今陰虛血弱不得和陽以致目脯陰丢所附故現頭疼之症治宜滋陰以和陽養血以襯氣頭疼即瘥矣

當歸三錢　首烏五錢炙　藁本錢　荆芥二錢炒黑

川芎錢半　棗肉錢　杞子生二錢

引加鮮桑葉二片水煎服

頭暈嘔吐

江劉氏六十五歲倏而頭暈嘔吐卧寐兩月不敢轉側畧動則嘔少食則吐前服補劑温藥入口即出余診脈左關沉緩若遲再切而非真遲斷為寒症蓋脾為生化之源宣布資生以養四藏百骸今由湿痰凝痞不得升降以致土不生金故現是脉而症非歟

竹茹五分　枳殼炒五分　茯苓五分　元參一錢

半夏炙二錢　陳皮一錢　南星八分　甘草一錢

引加鮮勃薺一个　荷葉一張圓　盡留中五寺　叢二劑

眩運耳鳴

李氏三十餘歲向來日月操持諸不遂心慮有不寐心悸神倦等症不輕操心

心是以求醫今又眩運月餘朝夕若並舟車之上声言心空目瞶心空

跳躍則愈眩運耳鳴四肢厥逆冒汗神疲六脈沉細心胃自熱舌

乾不渴懶語等症

黃耆炙三錢　白芍二錢　茯神二錢　炙升麻炭三分

歸身二錢　於朮土炒二錢　棗仁炒研　煅龍齒末八分

柴胡錢　甘草4

引加鮮薑三片　大紅棗二枚　水煎服

頭風

朱四十餘歲患頭風目痛昏赤火風痛鬱最多及詢病有三四年遇風冷為甚其衛陽清氣久而損傷非徒清散不愈從治風先治血意

枸杞錢　歸身錢　白芍4炒　荊子錢炒研

菊花4　川芎4　小生地錢　半夏4

甘草4

引加霜桑葉4　水煎服

齒疼兼頭

李氏三十餘歲齒疼兼頭項作疼惡寒晝夜相等雖六七間方用火烤

被六脈沉緩病在偏左

首烏三千炙　藁本千　川芎千　白芷支

當歸二千　桂枝支　荊芥支炒研　附片千

引加生姜二片　葱白寸　水煎服

頭眩暈

郭五十三歲素肥胖多少妾壬寅正月十七日晚觸氣以致左手足

麻木頭暈口唇木脹黃芪黨參丁防菖蒲而愈今頭眩暈不敢見

陽陽無所附故現是症便溏年餘六脈沉濇

首烏五錢　菖蒲錢　[illegible]錢　山茱三錢
菊花三錢　半夏二錢炙　麥冬錢　白芍二錢炒
藁本錢　荆子二錢炒研　川芎錢　甘艸分
引枸杞菊花丸三錢　水送服
服上藥而愈復又傷陰以致眩暈更甚不敢動作之症
萸肉八錢　白芍三錢炒　丹皮二錢　山藥五錢炒
大熟地六錢　澤瀉錢　茯苓三分　甘艸分
引加童便一杯　水煎服
前得左手足不用之症服活絡丹已愈有五年矣今事不遂心忽鬱氣
以致手足麻木服藥已愈今有頭疼又暈目眩不敢見陽光此係陽獨上

而不能下附於陰故頭暈陰不能上潮於陽故目眩陰陽不和故不敢見陽光之症脈六部沉濇而細

製首烏五錢 菊花二錢 山橘紅一錢 茯苓三錢
定風草一錢 桑葉二錢 製半夏二錢 白芍三錢
蔓荊子三錢炒研 川芎一錢 山萸肉一錢 甘草一錢炒
引加淡海參一具 水煎服

頭疼耳鳴

張卆餘歲因平日強力操持身心不歇以致頭疼耳鳴懶食神倦所服之藥皆用消導發散不效更加內熱復服清熱消尅甚至痢下等劑日甚一日余診六脈沉軟不時噓氣上出頭疼兼運耳鳴此皆清

陽下注之症也

黃耆二錢炙　黨參二錢　茯苓錢　柴胡三分

當歸二錢　焦术錢　升麻三分　川芎分

甘草分

引加鮮荷葉一片去邊留中五寸圍　水煎服

頭面腫

朱氏四十餘歲家中兩女得疫甚險自己右耳作腫漸次面頭皆腫目胞

腫甚日晡發熱二便如常

荊芥錢　牛蒡分炒研　黃芩分　羌活錢

防風錢　柴胡分　葛根分　石膏二錢煨

甘草ㄅ

引加鮮柳葉廿片 水煎服 外用豬肉尼貼之杏仁汁掃

頭不清爽

自己頭頂起有紅疙瘩瘩數粒以致頭上似痛非痛日不爽晝夜相同

前夜頭枕不爽推寺涼席蒙頭微汗暑得爽快又服

生地ㄅ 菊花三卜 荆芥三卜炒研 川芎三卜

赤芍木 藁本二卜 細辛二卜 牛蒡三卜炒研

引加荷葉一塊 水煎服

天廷腫

王氏十八九歲病後忽天廷眼皮生一疙疙瘩紅腫作疼

生地三钱　石斛三钱　川連（姜汁炒）　木通钱
麥冬二钱　公英钱　黄芩钱　知母二钱
甘草分
引加灯心二寸　蓮蕊六分　煎服

倏而眩暈
王三十餘歲向來虛瘦弱又加而新娶親不知戒慎外各經營逐日守妹不
時眩暈暑則即退坐知忽起或行走过急皆易發運六部急疾
而細余診其六部沉細而急疾此由陰虧不得和陽頭為諸陽之會而
腦為髓海陰虧陽獨于上故現眩暈之症
熟地五钱　磁石八钱（煅）　山藥二钱（炒）　陳皮钱

蓮肉錢 黄芩二錢 丹皮錢半 菊花七朵

引加青鹽三粒 淡海参錢 水煎服

口眼歪邪刺人中二分 頰車三針皆三分 聽會二分 後用鱔魚血塗頰

車針眼內眼

姜蚕錢 羌活錢半 白芷八分 天麻錢

全蝎去毒洗淨 春加柴胡錢 秋加麻黄五分

水煎服 夏加防風錢 冬加獨活錢

針灸

偏正頭疼刺神庭 灸三壯禁刺

頭疼如破刺頭維在太陽上五分微動脉 刺三分 攢竹在眉內角 刺一分

傷寒頭疼刺瘂門 刺二分
偏正頭疼刺列缺 刺二分 太淵 刺二分
諸般頭疼刺合谷 刺三分
熱頭疼刺陽谿 刺三分
頭面腫刺陽谷
口眼歪邪刺水溝 鼻中刺三分 承漿 刺二分 地倉 刺三分

頭病脉

風寒暑濕、氣鬱生涎、下虛上實、皆頭暈眩、風浮寒緊、濕細暑虛、痰弦而滑、瘀芤而濇、數大火邪、虛大久極、先理氣痰、次隨症脉、頭疼陽弦、熱必洪數、氣虛頭疼、虽弦帶濇、痰厥則滑、腎厥堅實、

六經脉症同傷寒、見病機訣云、頭疼短濇、应須死、浮滑風痰、皆易除、

余氏醫案

第一卷

目

蘆人孫氏醫案卷叁本

卷貳

目部

麓人孫氏醫案卷貳

山左歷邑麓人孫起舜纂述

男　壽亭　懋齡　參訂

侄　慎亭　懋修

分數加減存乎其人

目部

目疾

陳三十餘歲忽淂目疾切脉左関沉数此肝火侵目症也而肝屬木木能生火目青睛為肝絡今肝火上侵以致赤腫疼故現青睛為甚之症治宜瀉肝清火庶淂为要

赤芍三錢　柴胡錢　焦梔二錢　木通[illegible]

菊花二錢　茯苓二錢　蟬退十只　木賊草

引加燈芯女節　水煎服

目常欲閉

餘五十餘歲目常欲閉切脈右關沉微此由脾虛目欲閉症也脾為胃之扇動則消磨今脾虛不能升揚胃氣以致升降乏序故現目欲閉之症治宜脾中升揚藥丸安耳

黃耆三錢　臺參三錢　升麻炙欲　茯神三錢

歸身二錢　白朮土炒三錢　柴胡外以下　陳皮二錢

甘草一錢

引加鮮蓮尾　大棗二枚　水煎服

目視如霧

一孀婦五十餘歲左目赤紅服清涼藥些覺漸好但白精血近青精處有淡紅翳一圈目視如霧昏暗不明又服去風火之藥内大黄五錢服後條然虛火上侵頭暈耳鳴心悸自言心胸若空若飢余診脈氣口大於人迎素日勞碌思慮兼以肝氣以致神倦等前之症如是脈症必以補之

黄耆五錢（炙）　台參五錢　炒棗仁五錢（研）　白芍二錢（炒）

歸身二錢　茯神二錢　茺蔚子二錢　甘草一錢

引加生姜一塊　水煎服

服藥後諸症稍減心身安妥又更眉頭緊陳又服

柴胡 朮 黃耆二錢炙 佳私炒二錢 棗仁炒研二錢
柴升麻 朮 玄參二錢 歸身二錢 茯苓叏
茺蔚子二錢 梔子炒二錢 甘草分
引加藕節三塊 小豆脈

左目上視

林氏二十餘歲偶有疼怒以致七竅不利忽熱忽止六脈亂雜無序目
常上視口渴之症

遠志二錢 小草二錢 當歸二錢 炒黃柏叏
茯神三錢 棗仁炒研叏 知母炒二錢 生甘草分
引加鮮竹葉三十片 小麥一把 小豆脈

左眼疾

郭小兒十四歲常有左目生災紅赤正月餘後而青睛突螺肉一塊侵內眥下少薊薊破損突出者同象

生地二錢　柴胡錢半　胆草錢半　荊芥二錢
赤芍三錢　木通錢半　川芎二錢　青皮錢半
木賊錢半　蟬退十五個　甘草錢
引加燈芯少許　水煎服　後加丹皮二錢而愈

左目暴腫多淚

錢氏五十餘歲心事不遂暴躁生熱以致左目赤腫多淚之症

生地五錢　菊花三錢　羚羊鎊二錢　胆草二錢

赤芍 三錢 黃芩 三錢 川連 酒炒 木通 二錢

蔓荊 三錢 甘草 一錢

引加竹心 三十片 水煎服

左目紅翳

陳四十餘歲生目疾數日以致紅翳分厚色暈青睛視物不見

六脉沉細不疾淡紅之症

甝也 六分 蟬退 一錢 赤芍 三錢 丹皮 三錢

蓮肉 十个 木賊 錢半 山藥 三錢 炒 澤瀉 一錢

茯苓 三錢

引加燈心廿根 水煎服

左目紅赤

李三十餘歲忽而感冒左目紅赤日久不愈余診左目紅赤不疼不癢此緣瘀血停蓄木火剋金不得疎散流通故現左目紅赤之症

桃仁炒研錢　歸尾錢　蘇木錢　防風錢
紅花八分　荊芥二錢　柴胡錢　柔脂炒三錢
引加菖葉藥五錢水煎服

左目赤差明

吳二十餘歲左目紅赤差明怕日疼痛夜甚於晝漸生翳障遮滿瞳神日久不愈服藥無效余診兩尺沉細而數此由虛火上炎侵擾眼目故現此症

熟地六錢 山藥三錢炒 澤瀉赤芍二錢
萸肉三錢 茯苓三錢 丹皮二錢 菊花米
黃柏炒錢
引加淡海參錢 水煎服

左目疾涼藥傷損

裴氏六十餘歲左目努肉翳障日久不愈自旋為瞽目天然不能翳瘥所服皆涼劑寧不本來天性剛暴多氣多瘀自認亦為氣火作患醫亦隨治以寒涼之品愈服愈重更加昏暗余視此目服寒涼之劑愈懼形色並無熱象又以服涼藥日久蓋目為藏府之精華上注於目而為明以照萬物陽則光明而陰知暗晦陰翳不

能照物者陽虛也
炮附子[illegible] 荊芥一錢 黃芪一錢 蟬退五分
白附子三分 姜蚕炒八分 當歸一錢 防風八分
密蒙花一錢 玄參一錢 升麻
引加鮮桑葉三片 葱白三寸

右目忽翳

郭氏七十九歲素日二目微視冬月忽而夜間右目黑精起翳一塊遮間黑精疼痛不安心亂燥煩刻不容緩六脉沉細右偏頭疼甚連

首烏炙五錢 白芍炒三錢 藁本二錢 防風二錢
當歸三錢 川芎二錢 荊芥二錢 柴胡二錢

木賊二分 蟬退十节 香附炙二分 枯草三分
甘草月
水煎服 不但新症皆退旧症復明

右目小眥紅

張二十餘歲右目小眥紅赤翳一塊浸溪黑輪六脈沉澀
生地三分 紅花钱 防風三分 木通钱
赤芍三分 荊芥三分 柴胡二分 蒙花二分蜜炙
木賊钱 石決明煅二分 蟬退十节
引加燈芯少許 水煎服

右目翳

李氏四十餘歲右目垂翳紅絲纏睛不時作疼疼起已近年餘矣脈左

関沉數而細

枯草三錢 萎蕤仁研三錢 麥冬三錢 木通二錢

香附炙三錢 白蒺藜三錢 山梔炒研二錢 防風二錢

羌活八分 木賊草八分 荊芥二錢 蟬退十个

引牛蒡子炒研水煎服

右目眵淚

郭氏四十餘右目常發翳自上下垂青睛以致作疼淚出有眵六

脈沉濇

生地五錢 杭芍炒三錢 木賊二錢 木通二錢

當歸二錢 蟬退十個 柴胡八分 黄芩二錢
杏仁炒 二錢 甘草錢
引加燈心長五寸許 水煎服
右目被火星擷傷
貴四十餘歲右目被火星擷傷以致目赤青睛一泡之症
桑皮二錢 荆芥錢 赤芍二錢 木通錢
菊花二錢 防風八分 蟬退九個 木賊八分
麦冬去心 二錢
引加燈心長五寸許 水煎服
右目紅赤疼

郭氏三十餘歲平日性暴忽然疼起不敢見明白睛赤色青睛白點

六脉沉滞而濇濡

生地五分 荊芥二分 桃仁炒研一錢 胆草一錢

赤芍三分 柴胡二分 紅花一分 黃柏盐炒一錢

引加燈芯少許 水三服

外洗方

銅青一錢 明礬二錢 朴硝三錢 歸尾六錢

荊芥八錢 防風八錢 杏仁七粒去皮尖研 川連五錢

水三時時溫洗

右目疾心血虛

張氏四十餘歲向來多思心悸夜夜不寐左目紅絲自上垂下纏綿不已忽好忽發三四年來不得全愈日日治眼服藥余脉左寸脉沉離加以心悸不寐寐多擾心血以致血氣不得領載之為養神之序故現心火自焚虛陽妄動薰蒸上焦緣有目疾之症治宜平肝養血虛療為要耳

茯苓塊 三錢　生地 三錢　茺蔚子 二錢　干小艸 一束

炒棗仁 研 二錢　當歸 二錢　萎蕤仁 研 三錢　柏子仁 炒研 二錢

生甘艸 一錢

司桃元肉 二個　蓮鬚 七錢　水煎服

目疼

郭氏三十餘歲目中常紅脹作疼每月天癸時則目作疼更甚脈左須洪

數青睛雲翳自上而下服平常治眼止疼之法無效右眼故用

歸尾三錢 紅花錢 没藥炙錢 川芎錢

桃仁去皮来 乳香炙来 川軍酒炒二錢 羌活二錢

木賊来 甘草錢

引加[illegible]尾[illegible]久許 水煎服

服上藥二劑則右眼全愈而左眼仍似眼腫疼異常故又用

川連研錢 生地三錢 歸尾二錢 桃仁炒研来

羚羊来 赤芍三錢 川芎錢 紅花錢

防風錢 荆芥来 薄荷錢 甘草錢

引加竹心十寸 水煎服 一劑而愈

目胞腫爛

金小女五歲兩目胞腫爛白精紅赤脈右寸洪數

荊芥錢 茯苓錢 蟬退十个 麥冬錢

防風錢 蒼朮炒八分 木賊八分 赤芍二錢

桑皮炙錢 甘草錢

引加菊花錢 水煎服

再用 甘菊一朵 當歸三錢 膽礬一厘 川連錢 入綿紙內加線線扎緊如圍圓大入人乳中飯鍋頓熱將綿包時時拭眼自愈

目翳

熊氏四十餘歲天癸不調或前或後目翳自上而下紅絲三條連青睛鼓起

仇天癸行時即病目脖熱疼，左關脈數，餘部沉濇

當歸三錢　生地五錢　蕤仁研三錢　蟬退十个

枳竹炒三錢　茯神三錢　木賊草二錢　山枝炒研三錢

黃芩三錢　木通二錢　龍胆草三錢　甘草錢

引加蘆根尺許　水煎服

目瘀熱

姜氏四十餘歲下有三妾瘀慮不遂常有眼疾乍好乍歹每以口干

心干目干心悸常覺火上升脈六部脈沉數而細

茺蔚子錢半　生地三錢　丹參二錢　茯神三錢

杭菊花三錢　丹皮二錢　木通錢半　棗仁炒研錢半

甘草 分

引加灯心 三十寸 水煎

目大眥赤

裴氏三十餘歲目大眥皮有胬肉長大內侵所發知滚疼過时即

将日久致目暈花遇氣怒甚之症左寸洪数

生地 三分 赤芍 三分 連翹 二分 山梔 二分 炒研

丹皮 三分 黄連 分 木通 二分 蔓荆子

酒芩 二分 小草 二分

引加灯心 三十寸 水煎

目赤下脾江爛

韓氏五十餘歲因飲酒砍仁服治瘡瘊忽二月紅赤目下脾赤爛面如

蟲行之症

荆芥二分　赤芍三分　麥冬二分　羌活二分

防風二分　蔓荊子　澤瀉二分　生地三分

木賊二分　蟬退七分　木通米　石決明二分煅

引加卜荷少許　煎服

外用覆盆子葉汁滴入眼中自愈

眼丹

王女十八歲病後復元忽然天廷眼脾生疙瘩二枚紅腫之症

生地三分　石斛二分　黄連研五分　知母二分

赤芍 三分 公英 木通 黄芩 二分

甘草 分

引加燈心 三十寸 蘆根 大拌 水煎服

目垂翳

鄭四十餘歲目疾日久刻下又發目精自上垂下翳遮蔽黑輪以致

視物不清菌目眶皆浮脉六部沉濇

枯草 三分 當歸 二分 赤芍 分 茯神 三分

香附 炙 三分 杭芍 炒 三分 蟬退 十六 棗仁 炒研

防風 二分 黄芩 二分 甘草 分

引加蘆根 大拌 水煎服

目生紅翳

劉四十餘歲平日多酒多氣兩目紅翳百方治之不愈二年有餘

癢疼不常之症

全蝎三个去毒　炒姜蚕二錢　蟬退十个　荊芥二錢

蜈蚣一條　白花蛇炙錢　牛蒡二錢炒研　防風二錢

元參一錢

引蚯地龍五條　水煎服

外用鵝不食草生搗塞鼻塞耳翳自退

目淚

張四十餘歲向來多目淚疾現今又多淚淚知目疾疼癇目生胬心

悸多淚之症

柴胡 錢 生地 三錢 生梔 研 二錢 茯神 三錢

荊芥 錢 赤芍 三錢 膽草 錢 澤瀉 錢

丹皮 二錢 甘草 錢

引加卜荷 五錢 水煎服

倒捷拳毛

王四十餘歲常有眼毛倒入刺疼目珠多淚如此受累不堪不時

兩目六脉沉濇

製黃芪 二錢 升麻炭 錢 台參 錢 牛蒡 炒研 錢

當歸尾 二錢 柴胡炭 八分 白朮 炒 錢 甘草 錢

引加青葙葉、箇水煎服

目乾

甘氏三十餘歲常覺目乾羞明怕日經云目得血而能視今陰虛血燥不得榮潤以致陰血不潮故現目乾之症

生地三錢　當歸錢半　葳蕤錢半　玉竹錢

赤芍三錢　麥冬二錢　菊花錢半　葛根錢

甘草錢

引加灯心三十寸　水煎服

兩眥生努肉　名爲悪眼亦名鶏眼

楊三十餘歲忽然兩眥内生努肉如鷄冠蜆肉淚眵不斷羞明难開

疼痛难忍脉左寸洪数此係心与小腸症也内有實火外受風熱
風火瘀結故現此症
芙蓉葉二分　犀角八分鎊　赤芍二分　菊花二分
谷精草二分　防風朱　黄連炒分　木賊二分
車前子二分　木通二分　甘草分
引加灯心竹葉各少許　水煎服
外用　珠子煆一下　冰片一釐　硼砂二下
甤仁一下　乳香一下炒　辰砂一下　共為末蜜汁調點
肉輪赤爛　調風赤眼
史四十餘歲平日眼常見風流淚今偶然眼皮赤爛眵淚不斷流膿
血疼痛癢羞明漸至胬肉下垂上攻脉右關洪數此脾胃受風而内有

湿熱風湿相搏而上升故現此症

蒼朮炒 二錢 荊芥 二錢 木賊 二錢 苦參 米 二錢

菊花 二錢 防風 米 蟬退 七分 蒺藜炒

黄連研 錢 川軍 二錢 蒙花 錢 甘草 錢

引加竹葉 二十片 燈心 三十寸 水盞服

氣輪生翳 名努肉攀睛

魏 二十餘歲 氣輪突生雲翳赤白不一羞明怕日淚眵不斷疼痛異常脉右寸滑洪疾左寸洪數此乃心肝脾痰熱上攻肺金症也肺主氣白睛為氣輪痰熱上攻故現氣輪突生雲翳之症治宜散痰清金痰為要耳

羚角 錢 黄連研 錢 生桑皮 二錢 菊花 二錢

白蔻仁五分 桔梗二分 芙蓉花二分 蟬退三分
川朴薑炒錢 蒺藜炒二分 蒙花分 枳十麸炒二分
引加川軍三分 水盅服
外用 白丁香分 硼砂二分 冰片分 乳香去油 牛黃分 没藥炒 辰砂二分 蕤仁三分 共為末蜜調點之
青睛生翳 名暴怒眼
沈氏四十餘歲向來好氣一日晚着氣忽然夜間青睛努肉突氣疼痛難
堪羞明怕日見風流淚漸漸遮瞳神眼左瞳洪大疾散此肝胆經熱也肝
主怒目乃肝之竅暴怒傷肝氣逆上攻邪害空竅故現青睛生翳之症
柴胡二分 白芍錢生 黃芩二分 青葙子分
青皮二分 胆草錢 防風分 谷精草錢

元參錢　木賊二錢　青黛錢　五味廿个

引加生地汁二錢　小盞服

瞳人硬疼　名乾枯眼

黃五十餘歲平素房勞過度今又買一妾忽然水輪起翳高起如旋螺螄睛瞳人硬脹作疼流淚羞明脉左尺洪数此肝傷腎水虧損症也腎屬水肝屬木今腎水虧損不能生木又兼肝傷子盜母氣致相火上燄故現此症

月砂二錢　絲餅个　生地二錢　五味个

明砂二錢　貢參二錢　知母炒二錢　木賊二錢

決明煆錢　車前布包錢　黃柏炒二錢　谷精艸錢

引加澤瀉耳水三碗

目昏不明

張四十餘歲平素思慮過度房勞易甚今目不明如好眼一般並無赤疼惟眼前時見五色漸漸昏暗不明此乃藏府中虛症也蓋藏府中虛則邪乘虛而入經中鬱結從目系入於黑精為翳覗其瞳人隱隱有青白之色故現此症六脉沉濇

黄耆炙三錢　茯神三錢　萸肉二錢　山藥炒三錢
歸身三錢　棗仁炒研米　熟地五錢　丹皮三錢
於朮炒三錢　澤瀉錢　甘草錢
引加芫蔚子二錢　水三碗

目紅腫

王三十餘歲忽然暴發眼紅腫如桃流淚羞明昣疼難忍漸生翳膜

六脉洪大之症

歸尾二錢 生地二錢 黄芩二錢 銀花二錢

赤芍二錢 黄連錢研 梔仁三錢炒研 菊花朵

防風二錢 木賊二錢 川芎 蟬退十个

引加木通二錢 水煎服

倒捷拳毛

張四十餘歲忽拳毛倒捷眼時常刺睛痒疼澁爛難開之症此乃肝脾

受風熱也

茺蔚二錢　知母錢半　元參錢半　桔梗八分
細辛三分　川連研錢半　防風一錢　下蒿錢半
羚羊鎊一錢　甘草錢半
引加荷葉一角　水煎服

外鼠子血點入眼内數次愈再以鼠子塞鼻亦愈

擠顧眼

王三十餘歲忽擠顧眼謂時時口眼毫盛也此乃眼皮赤癢而然即
現是症
大全蠍去毒二分　蛇床子錢半　細辛三分　桔梗一錢
五味子九粒　明天麻一錢　杭芍炒二錢　防風八分

生甘草 八分

引加蓮房[illegible]五錢 水煎服

產後目常欲閉

褚氏三十餘新產傷血過多加以日月不遂多思多慮自產之後不敢閉目閉目則心亂頭眩見光亮尔然諸藥不效余切其六部沉芤而浮疾蓋產後傷血太過多精華不得上注於目陰虧不敢視陽猶若貧富愧見之機貧不遂志之況治宜必得大滋陰血方保無慮

熟地 五錢　川芎 二錢　益母 二錢　棗仁 一錢 炒研

當歸 六錢　杭芍 三錢 炒　茯神 二錢　甘草 一錢

引加淡海參 廿　荷葉一掌 水煎服

花目

趙四十六歲為無子受病甚險以致暗地滴淚心中焦燥傷損肝絡異日子病全愈心自覺目中乾燥常滴熱淚羞明恐見陽光晚間見燈花如菊花其大如鷄子兩背常作痒之症六脉沉濇左関洪大

椹子五錢 五味 白芍三錢炒 丹皮

首烏炙五錢 萸肉三錢 澤夕一錢 山藥三錢土炒

赭石煅 于朮 茯神三錢 棗仁炒研三錢 甘草一錢

引加灯心十寸 照服

近視

王三十餘歲忽然近視不能遠視之症服湯劑不見大功故立丸方

由相火衰微真陽虧損即現是症

黃芪 炙 四分　邊桂 五分 去粗皮　茯苓 三分　菖蒲 二分

遠志 二分　台党 四分

共為末蜜為丸梧桐子大每服百丸酒送下

遠視

韓 四十餘歲房勞後忽然早起近在所見而遠即見之脈兩尺沉濇

此傷元精過甚真陰虧損之症故立丸方

生地 四分　天冬 三分　熟地 四分　萸肉 去核 三分

菊花 二分　枸杞 三分　麦冬 三分　歸身 二分

五味 五分

共為末，蜜為丸，如梧桐子大，每服百丸，清酒服下

目疼

李五十餘歲，眼目赤腫，怕日羞明，多饒眵淚，隱澀刺難睚，痒赤疼，瞼紫紅爛，瘀肉侵睛，或患暴赤眼，睛疼不可忍，此係肝經瘀燥，目乃肝臟，風毒上攻，不得消散，以致此症，脈左關洪數

木賊草八分　兔絲子六分　蒺藜一錢　蔓荊一錢洗
生於朮六分　川羌活四分　青箱一錢　防風三分
生甘草三分
　引加卜荷少許　水煎服

內障

張二十餘歲白日此視目亦無雲翳疼痛等症惟到晚來即兩目無所見似黑夜燈光亦不能見至寅時則目視如常別無所苦乃先元陰不足不能制精於目中一點青瑩乃胆胃腎所聚之精華惟此一點瑩為物虛耗勞先天真陰不足精水枯涸不能上升於目即夜無所見之症治宜補先天滋腎水使精血上注於目庶少愈矣

蒺藜 炒 五錢　熟地 六錢　桑椹 錢　龜膠 一錢 蛤粉炒

柏杞 三錢　萸肉 三錢　五味 一錢　鹿膠 一錢 蛤粉炒

明砂 三錢　兔絲子 三錢　黑芝麻 一錢　甘草 一錢

引加青鹽 三分 服之康

目胞生瘡

張氏四十餘歲素脾虚飲水過多脾虚不得腐化水穀致成湿熱忽然眼胞内生一物突出如菌漸長垂出疼痛異常脉右関沉洪大

荊芥錢半 黄芩錢半 山支錢炒黑 赤芍錢半

防風錢 石膏煅二錢 下務錢半 連翹錢半

生地二錢 甘草錢

引加燈心十莖 水煎服

眼中出血

劉氏三十餘歲忽然眼中出血如射此係陰虚不能制火相火上騰以致

右症脉右尺洪數

當歸錢半 杭芍三錢 黄芩錢 側柏炭錢半

生地三錢 黄柏一錢蒸炒 知母六分蒸炒 炒桃仁十个去皮尖炒研

紅花八分 柴胡六分 木通一錢 生甘草四分

到晚下藥久研 水煎

針

目眩刺神庭 灸三壯禁刺

目疼如脱刺頭維 刺三分 攢竹 在眉内角刺一分

目眩生翳眵䁾眼目諸疾刺臨泣 在目下正中分刺三分

目不能閉刺地倉 在口角外一分刺三分

目脘視物不明迎風淚努肉攀睛白翳皆痒（癢）省目刺睛明 刺半分

攢竹 同上

眼目諸疾刺三里刺二分三間刺三分二間刺三分
目赤目眩視物䀮䀮刺絲竹
眼目瞤動視物䀮䀮昏夜無見刺地倉刺三分

眼疾脉

目本火病、心肝數洪、右寸關脉見、相火上衝、左寸脉洪數、心火
炎也、關弦而洪、肝火盛也、右寸關俱弦洪、肝木挾相火之勢而
來所以木勝之、金而制己、所勝之土也、

第肆

鼻

耳

口 舌齒咽喉唇

頸項

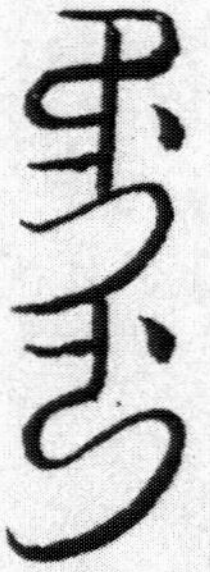

孫氏醫案

麓人孫氏醫案卷肆本

麓人孫氏醫案卷叄

山左歷邑麓人孫起舜纂述

男　壽亭　懋齡
侄　慎亭　修　參訂

鼻部

分數加減存乎其人

鼻漏

李氏四十餘歲左鼻内常痒用耳挖掏之鼻内二寸許掏出白物稍可半刻又掏近鼻昇疼不敢見風所服清肺散風葯甚多皆無少效二三年之久矣余診寒蔽熱於内不解壓結腦髓故有此症六脉沉微

白付片錢 白芥子二分炒研 麻黃錢 甘艸分
炮付片炙分 炒姜蚕二分 桂枝二分
引加葱姜各火拌 水煙先洗吸葯氣後服 服四
五劑後復從鼻空咯出似大仙陵形兩色堅結二塊豁然愈矣

鼻塞

張 二十餘歲感寒數日身熱已解但惡寒鼻塞声重頭暈之症六
脈沉濇
桂枝二分 藁本錢 柴胡錢 荊芥二分炒研
白芷錢 杭芍三分 陳皮錢 甘艸分
引加鮮姜三片煨炒 葱白三寸 水煙先吸葯氣後服

黄五十餘歲鼻塞日久不聞香臭余診此傷胃氣症也宗氣出於鼻
夫陽氣宗氣者皆胃中生發之氣也若因飢飽勞役傷損胃氣
生發之氣既弱其營運之氣不能上升邪塞空竅故現鼻塞
之症
升麻 半 羌活 二錢 蒼朮炒 二錢 白芷 錢
葛根 錢 防風 錢 麻黄 半 黄芪炙 錢
獨活 二錢 川椒 半 甘草 半
引生姜 三片 大棗 二枚 葱白 三寸 水煎
外用瓜蒂細辛麝香少許 為末綿裹塞鼻
徐四十餘歲有鼻塞之症頭面諸竅皆清陽遊行之所邪處於中竅

諸塞陽氣不司流水行必畏寒形顏而痺必鬱鬱而成熱故有鼻柱衄矣

苦丁茶錢 荊芥八分炒研 連翹心錢 滑石七分

香白芷錢 牛蒡錢炒研 生甘草錢

引加乾荷葉邊一角 水煎服

鼻衄

四十餘歲洗臉時倏而鼻衄不止之甚六脈沉數

南薤子三錢炒研 桃仁三錢炒研 沉香錢研 醋川軍三錢

炒杏仁三錢研 枳殼三錢炒 生地五錢 降真香錢研末

荊芥炭錢 丹皮三錢

引加童便藕汁兑每次少許此血服

袁五十餘歲偶而鼻衄日四五次已數日不止之甚

枳殼炒 三分 萊菔子研 三分 梔仁炒研 二分 熟軍 二分

元胡研 三分 炒杏仁研 三分 茜草根 甘草 分

引加藕汁少許此血服

卒然以水噀其面使驚其血自止五竅出血皆治

張氏五十餘歲素日不弱條、而鼻衄服犀角地黃、之藥吾致二三日未止塞

住鼻孔從口而出六脈沉澀三日未、行大便面赤不渴之症

萊菔子研 三分 連翹 三分 黄芩 三分 炒棗仁研 二分

炒桃仁研 三分 山梔炒研 三分 黄連研 分 醋川軍 五分

生石膏卅錢

同加苦茶の丹 盞湯代水煎服

再以梔仁 白芷 為末吹入鼻中

鄭 七十餘歲 係向鼻衄不止 衄止復衄 一家驚慌 所服者皆涼劑下降等法

似効而實無功 數日未愈 原診係 高年多思傷脾 脾以操持常存五

内日火 脾土不得生金 而傷清道 故現鼻之症

麥冬 錢 沙參 錢 梔子 錢 炒研 麥冬 去心 錢

生地 錢 陳皮 錢 丹皮 錢 炒研 白芍 錢 炒

淅貝 去心 錢 甘草 錢

引加蓮葉汁 童便 兌服 炭 研

鼻旁腫硬

張氏五十餘歲鼻旁腫硬日久加以牙齦腫塊恐自齦殰之症先解濕熱為要在左面上

荆芥 二錢 黄芩 二錢 山支 炒研 柴胡 二錢

防風 二錢 茯苓 二錢 赤芍 二錢 甘艸 錢

引枇杷葉去毛水煎服

鼻息痔

徐三十餘歲偶而鼻息不順脈右寸浮數此息痔鼻吸不順症也肺主鼻呼吸之道路今肺火薰蒸以致日久成痔故現氣息不順之症治宜清肺化痔為要耳

大麦冬三钱　連壳三钱　小麦一杯　木通一钱
條芩三钱　山栀炒研二钱　赤芍二钱　甘草一钱
引加竹心二十寸　水煎
再用瓜蒂細辛麝香　為末塞鼻即代若水
左鼻墜跳
周氏二五十餘歲因雙子瘀悶不舒胃膈脹悶懶食而不時鼻跳長在
左墜
柴胡一钱　杭芍炒三钱　香附炙三钱　半夏炙三钱
鈎藤一钱　玉金研二钱　陈皮二钱　茯苓三钱
只壳炒三钱　甘草一钱

司如亦（吐？）公（？）辨此並服 刺迎香穴

鼻生瘜肉

王四十餘歲鼻生瘜肉氣息不通香臭莫辨痔癰亦然此胃家湿热熏蒸所致蓋氣熱則鼻塞湿热感蒸於肺則生瘜肉如湿地浮热則生芝菌者然也

黄芩二兮 杏仁去皮研二兮 辛夷一兮 木通二兮

桔梗一兮 柴胡一兮 白芷二兮 升麻一兮

防风一兮 黄芩二兮 蒼耳子炒二兮 甘草一兮

司如（？）公（？）辨此並服

再用白凡 硇砂 各少許 為末吹之

鼻淵

董氏二十餘歲鼻出濁涕此乃胆熱上升症也經云胆移熱於腦則辛鼻淵即今廿餘日为之鼻漏是也肺之竅在鼻今胆熱上升移熱於腦故現鼻出濁涕而为鼻淵之症

大熟地五錢　蔓荊錢　茯苓三錢　山藥炒二錢
白菊花二錢　萸肉去核三錢　丹皮三錢　澤瀉[illegible]
貢元參二錢　蒼耳子二錢
引加竹葉少許　水煎服

鼻齆

劉四十餘歲素日鼻流清涕而今成齆之症肺氣通於鼻上榮頭面今

風寒客於頭腦之氣不通久而鬱熱搏於津液濃涕結聚則鼻不聞香臭矣遂成鼻齆之症

川芎錢　當歸錢　防己分　菖蒲分
細辛分　桂枝分　麻黄分　木香錢分
木通錢　白芷分　橘紅二分　甘草分
引加蘊葉、姜二片　水煎

再用干姜末　為末、加蜜調之擦亦也塞之亦可

鼻鼽

年三十餘歲鼻流清涕此由風寒客於皮毛症也肺主皮毛今受風寒腠理疏開肺開竅於鼻故現鼻流清涕之症治宜疏風清肺庶可愈矣

荊芥二分 防風分半 生地三分 赤芍三分
麦冬去心三分 川芎分 黄芩二分 丹皮三分
桑皮炙三分 甘草分 山梔研三分
引加卜荷少許 小薑皮

鼻赤

裴三十餘歲素日吃酒鼻常赤色起𪓟準頭正中之地所治皆以清肺去熱毫無少效余視此地雖係屬肺而面有五岳此為準頭中岳屬土又小兒面部此處屬脾皆言火剋金位余言火來生土脾胃濕熱使然治宜清肺和血戒其暈膩腥辣之物即可愈矣

石羔煅分 生地二分 麦冬去心二分 只壳炒分半

赤芍二錢　當歸錢　薄荷　熟軍五分

葛根錢　甘草錢　丹皮二錢

另加下藥以研　水煎服　再用白凡　硫黃　乳香　各一錢　共研　為末搽患處擦之

鼻黑、

郭　六十餘歲　忽然鼻色青黑、準頭覺冷　此由肝瘀血犯脾症也　而脾主肌肉　面部外候準頭　青黑、屬肝　今由肝瘀不得申暢　以致木瘀犯土　故現是症　治宜和中舒肝瘀癖瀉為要

香附（炙）分　柴胡七錢　蒼朮（土炒）分　山梔七錢（炒研）

玉金（研）分　赤芍二錢　川芎七錢　薄荷分

甘草分

引加干膏元 ㄅ 水煎服

鼻乾

張三十餘歲常覺鼻乾無涕此辛金枯燥不得資生足少陰之水以致水火失濟失濟則手少陰自焚之火反剋華蓋（金為乾陽之元水為先天之本稟賦輕清體以化生五液辛金枯燥長養之序故現鼻乾之症

麥冬（去心）錢 通艸錢 花粉錢 杭芍二錢

元參錢 小艸錢 葛根ㄅ 知母錢

甘艸ㄅ

引加鮮竹葉二十片 水煎服

效　效

張　鼻衄

張氏五十餘歲素日下弱倏而鼻衄服犀角地黃之藥無效二三未止塞住鼻孔從口而出六脈沉疾三未行大便面赤不渴之症

蘇子炒研三分　連殼二分　黃芩三分　杏仁炒研三分

桃仁炒研三分　山梔炒研三分　黃連酒分　川芎五分

甘草分

引加荷葉一寸　煎湯代水煎服

再以梔仁白芨為末吹入鼻中

鼻尖粗白

王氏三十餘歲素日虛弱別無所苦鼻尖枯白時常覺此冷涼飲食

不化向来早晨大便稀溏一次脉两関沉細此縁脾虚胃寒不得宣化水穀清陽不得上達故現是症

党参 三錢 炒半夏 錢 陳皮 三分 生甘草 分

於术 土炒 三錢 炒附子 錢 茯苓 三分

引加生姜三片 水煎服

鼻流清涕

李 四十餘歲鼻常流清涕一年有餘皆言感冒葉散愈散愈涕亦有言其寒色熱發散清肺皆無大效 余係於此虚肺氣虚弱不得外護於表易为感寒故現是症

生黄芪 三錢 百合 炙 錢 桂枝 錢 焦术 二錢

台烏藥二錢 當歸二錢 生地二錢 千年健錢

生甘草錢

引加生姜三片 水煎服

鼻瘡

劉三十餘歲鼻生瘟瘡甚久一月未愈此由脾肺濕熱薰蒸外發以致濕熱逗留血絡發現是症治宜清肺中之積熱滲利脾中之濕熱火散濕解毒不日然而愈也

金銀花半 土貝三錢 丹皮半 茵陳半

蒲公英半 生地三錢 茯苓二錢 木通錢

桔梗二錢 甘草錢

引加下藥 下詳 水煎服 再用杏仁十五粒去皮尖合乳汁搗患處

精虛鼻淵

汪 四十餘歲 形瘦尖長 稟乎水火 陰精不足 腦髓不固 鼻淵淋下 並不腥穢 暖天稍止 遇冷更甚 其為虛症 瀝然明矣 諸醫皆以風寒中腦主治 發散滲濕 愈耗正氣 豈但欲愈 愈勞怯 是憂 用天真丸 庶可愈矣

鹿角 錢半　炙黃芪 二錢　當歸 錢半　山藥 炒 錢半

蓯蓉 二錢　炒棗仁 二錢　天冬 錢半　首烏 蒸 五錢

引加羊肉 二兩 水煎服

腦熱鼻淵

沈氏 五十餘歲 素有痰火 氣逆春令 地中生陽 水火化風 上引巔頂 腦熱

田清竅以泄越耳鳴鼻淵甚於左者春應肝胆氣火自左而升也治宜清热散鬱辛凉達於頭而主治耳

羚羊 八卜　菊花青葉 七分　炒山支 十　甘艸 三卜

滑石 十　夏枯艸花 八卜　麥門冬 七八

甘艸　引 枇苦丁香 木　水煎服

鼻淵

張氏四十餘歲性情燥急陽動太過氣火上升鬱於隧道竅由春溫病加失其條達之性经云春氣病在頭也考五運六氣迅速變化若莫風火腦熱暗泄而為鼻淵隧道失和結成瘿核夫東垣升陽散火丹溪總治諸鬱咸取辛苦為法然藥乃片时之効欲得火安以怡悦心志

為要耳

連翹心 一錢半　土貝母 一錢　海藻 五分　生首烏 一錢

黑山梔 一錢半　大川芎 八分　昆布 五分　川玉金 一錢

羚羊角 五分　夏枯草 五分　荷葉 二張

共為末，青菊花葉汁法丸，苦丁茶煎湯送下，每服二錢

鼻塞

徐　四十餘歲，有鼻之症，頭面腫竅皆清陽遊行之所，邪處於中則必堵塞，陽不可流行，必畏寒，刑顴內痺，必鬱而成熱，故有鼻柱鼽衄矣

苦丁茶 一錢　荊子 八分 炒研　連翹心 一錢　滑石 七分

香白芷 一錢　甘草 五分　牛蒡子 炒研

引加干荷葉一角水煎服

鼻陷

劉三十餘歲向来多遊妓家性好丢懼平日一切戒生毒不妨大宮帷鼻孔常覺塞悶滿肉堅淤似血似瘰日漸鼻根下淌却丢疾苦面少光彩飲食如常

羌活錢　麥冬去心二錢　牛蒡炒研七分　天冬二錢
菊花錢　生地三錢　元參二錢　花粉七分
甘草錢　木通八分

引加鮮荷葉少許水煎服

前服清心丸丸丹隨愈

鼻内常癢

李四十餘歲鼻内作癢必須耳挖掏出看知如白污朮不時掏癢服藥數剂别無有癒惟從口咯出兩塊形如仙靈角內搜之堅実自咯之從内癢已退而之病痊矣

白附子八分 川芎錢半 辛夷錢 蒼耳錢炒
炒姜蚕錢半 牛蒡錢半炒研 干姜八分 當歸錢半
引加芥末三分 小盞冲兑服

鼻内悶塞

周十七歲自覺鼻内悶塞在鼻根上下之處不聞香臭之無疾昔日火不愈剂下並有咳嗽之症

牛蒡炒研一錢 辛荑一錢 通草一錢 桑皮炙二分
桔梗一錢 前胡二分 川貝一錢去心研 杏仁二分炒研
山藥一錢 甘草一錢
引加芥末二分 水煎服

鼻漸下陷

李三十餘歲向來天性聰明瀟灑倜儻遊娼從心之樂仕業懶怠今中試前二三年以來操漸陷鼻中常結厚痂不知香臭所服之劑皆是寒涼等藥愈重不見効應添二三年間嗜慾若失而且不與又丟精神余脉此系陰虧之甚不能上衝腦海水不濟火故現是症

大熟地八錢　菊花錢　双花錢　木通錢

何首烏制三錢　元參錢　杭菊二錢　枸杞四錢

側柏葉一角　水煎服

鼻衄

鄭七十餘歲倏而鼻衄不止乍止乍衄一家驚慌服(即)者皆涼劑下

降等法似効而实若劫數日未愈麓人診係年高多思傷脾

之症

黨參錢　茯苓錢　蘇子錢炒研　冬术錢炒炘

焦术錢　陳皮錢　杏仁錢炒研　白芍錢炒

甘草錢　淅貝錢去心研

引加韭菜汁少許 童便少許 水煎服

鼻赤

鼻為肺竅準頭為脾竅若準頭紅赤亦言火生土也 又云 胃熱書

言火剋金位者非也究則為脾肺積熱陰虛陽浮之故也

彌佗僧少許 調蜜擦之愈

又方食盐少許 口津調擦之

生桑皮錢半 麦冬去心錢 赤芍錢半 黃柏蜜炙錢

炒苡仁研錢 知母錢 丹皮錢 甘草八分

引加藕節汁少許 水煎服

鼻中腥臭

李四十餘歲向來多食肥賦而南少晏倏而自覺腥臭又使別人
聞之無乃知自己鼻內之鼻臭於是為火毒薰蒸涼藥亂投毫無
少効所聞腥臭不常有時早晨有時晚上並將眠之際二月有餘
皆無功効　麓診　兩尺沉急此症乃金水不和症也而肺腎為子母之
藏又心腎為水火相濟之主今因陰虛水虧心火不得水濟心居肺
絡而反尅金脾竅于鼻故現腥臭于呼吸之間也

大生地 六錢　澤瀉 錢　懷山藥 二錢炒　貢參 錢
山萸肉 錢　茯苓 錢　粉丹皮 二錢　丹參 錢
引加栗子 三個 去殼打碎　水煎服

針灸

鼻淵鼻塞瘜肉鼻痔刺上星刺三分通天刺三分

鼻塞不聞香臭刺迎香　鼻衄不止刺少澤

麓人孫氏醫案卷肆

山左歷邑麓人孫起舜纂述
男 壽亭 孫懋齡
侄 慎亭 懋修 參訂

耳部 分數加減存乎其人

耳聵

程三十餘歲偶而耳聵不聰脈兩尺沉數此乃腎虛火熾耳聵症也腎為先天之根耳為腎竅今腎虛火熾以致上焦不得清肅故現耳聵不聰之症治宜滋陰清熱庶為要耳

大熟地五錢　丹皮三錢　澤瀉錢半　菖蒲錢

山萸肉二錢 黃柏炒朩 元參三錢 菊花朩

引加卜荷少許 水煎服

耳聾

孫十三歲自疫後耳聾年餘未聰之症六脈洪大

菖蒲錢 桑葉二錢 白芷朩 卜荷錢

菊花二錢 藁本朩 荊子二錢炒研 桔梗錢

蟬退九分

引加葱葉三寸 水煎服

外用草麻肉二十一粒 皂角肉半分 地龍一分 全蝎二分 遠志肉二錢 煅磁石二錢 乳香二錢

共為末黃蠟為丸塞耳中即全愈

肺虛耳聾

陳四十餘歲耳中常鳴金声鷄鳴遇風便聾此肺虚症也盖肺司毛竅肺虚則上焦奏理不固風邪易入而乘勢作聾故現毛孔焦枯咳嗽痰喘自汗脉右寸浮洪兼滑盖風易招痰也

党參三钱　山藥炒三钱　麦冬去心三钱　细辛五分
五味一钱　茯苓三钱　杏仁炒研三钱　菖蒲一钱

引加下葱頭許　水煎服

外用细辛二分　右菖蒲一钱　共研末　葱汁調　塞左右更换

腎虚耳聾

汪五十餘歲耳常鳴水声蟬鳴脉右尺脉洪左尺脉弱此腎虚症也腎為先天之根本開竅於耳今下元虧損以致房勞作聾腰疼遺精等

症

鹽炒黃柏 釆　大熟地 六錢　茯苓 三錢　丹皮 三錢

鹽炒知母 釆　山萸肉 二錢　山藥炒 三錢　澤瀉 釆

引加石菖蒲 錢　水煎服

肝傷耳聾

楊氏四十餘歲耳常鳴凡水之声遇怒便聾此係傷肝症也肝主怒怒則氣滯丹溪所謂氣有餘即為是火肝火上激故現而目發烏筋骨硬痰耳聾等症左關脈沉滯而濇

柴胡 二錢　烏藥 釆　桃仁泡研 二錢　當歸 釆

黄芩 二錢　木香 錢　青皮 釆　元胡研 二錢

玉金二錢研 甘艸錢

引加石菖蒲錢 水煎服

外用熊胆 葱汁研 麝香少許 點耳中

脾虛耳聾

劉氏四十餘歲兩耳其中作響如推墻倒壁此乃脾氣虛弱症也脾所以有惡寒惡湿之理脾虛則惡寒濕易侵而鬱悶之氣塞入兩耳故現或飽後或飢後耳中聾聾之症右関脉沉瘀無力

黨參三錢 茯苓三錢 陳皮二錢 細辛五卜

於朮土炒三錢 半夏炙三錢 菖蒲錢 甘艸錢

引加大棗二枚 水煎服

急燥耳聾

王三十餘歲急燥後便聾此心经虚也腎治内之陰心治外之陽今急燥傷陽氣閉塞則不能下與陰交故現耳聾之症左寸脈洪數

黃連（錢，炒研） 梔仁（杲，炒研） 黃芩（二錢） 菖蒲（錢）
黃柏（杲，炒） 木通（錢） 棗仁（杲，炒研） 車前（布包）
茯神（二錢） 甘草（錢）
引加竹葉（七片） 燈心（廿寸） 水煎 外用生韭汁點入耳中

氣火作聾

王二十餘歲耳中常鬧風火之声而作聾此係氣火上升邪害空竅

故見耳聾之症脉六部洪數

川芎三錢　黃連姜汁炒錢　枳實去瓤三錢　黃芩二錢

連翹三錢　山梔炒研三錢　菖蒲錢　木香磨錢

菊花二錢　甘艸錢　厚朴姜水炒二錢

引加葱蒂大許　水煎服　外用牙皂石菖蒲各等分為末塞耳

痰閉耳聾

劉三十餘歲忽然兩耳閉甚時聞雷声此痰閉耳聾症也蓋痰無處

不到內因濕熱上攻外兼風邪勾引以致致痰閉耳竅之症上焦

脉浮洪氣口脉濡滑

陳皮二錢　半夏炙三錢　全蝎去毒二分　石菖蒲錢

茯苓三錢　南星八分　僵蠶八分　海浮石一錢

蒼术炒一錢　甘草八分

引柏木通一錢　水煎服

暴聾

胡五十餘歲卒然而聾此由腎虚氣虚為風邪所乘搏於經絡隨氣盛

脉上入耳中與正氣相搏故令卒聾也

川芎二錢　牛蒡炒研一錢　元參五錢　防風一錢

菊花二錢　細辛八分　荊芥二錢　山支炒研二錢

黄芩二錢　菖蒲八分　檳榔二錢　香附炒二錢

引柏川連八分　水煎服

外用氷片末、椒目二分 杏仁一分 研勻綿裹塞耳中一日二易則
愈

停耳

周三十餘歲偶然耳中出濃耳者腎氣之所通足少陰之經也今勞傷氣血
熱氣乘虛入於其經邪隨在耳熱氣聚則生濃汁故為停耳之症也

生地五分 桑皮二分 赤芍二分 荊芥二分炊析
菊花二分 寸冬 遠志二分 木通 桑 前胡分
赤苓二分 升麻炭 木 甘草分
引加燈心 大棗二枚 水煎服

再用生地汁灌之或用枯礬三分 干胭脂二分 射香二厘 將濃拭淨吹藥入
耳

耳鳴

蔣三十餘歲常作耳聾鳴耳者宗氣之所聚也故胃中空則宗脈虛虛則下溜脈有所結故耳鳴六脈沉微而濇

茯苓三錢　邊桂(研)錢　白朮(土炒)三錢　小橘紅三錢
澤瀉三錢　猪苓三錢　只麯(炒)三錢　廣陳皮錢
紫蘇三錢　檳榔三錢　甘草錢
引加鮮薑三片　水煎服

耳脹

葉四十餘歲先起咳嗽繼而耳聹脹疼延綿旬日不愈此體質陰虛觸入風温未經清理外因傷及陰分少陽相火陡起故入暮厥疼愈劇當先清降再議育陰厥為要耳

川貝母三钱 鮮菊葉九片 生桑白皮钱 甘草五分
苧茶三钱 金銀花钱 鮮荷葉梗一尺
另加益元散三钱 水煎服

耳失聰

年三十餘歲兩耳失聰壯年脈來小促數自春月風溫咳嗽繼以兩耳失聰據述昔苦降滋陰不效是不明虛實經絡矣內經以春病在頭膏粱之質厚味酒醴助上痰火固非治腎治肝可效矣

鮮荷葉汁一小杯 羚羊角鎊钱 石羔煅钱 連殼钱
鮮菊花葉九片 貝母三钱 牛蒡子一钱炒 生杷葉三钱
鮮金銀花钱

少三午脉

左耳痛

黄四十餘歲左耳脖痛舌白脉數體質陰虛挾受暑風上焦氣热

宜用辛凉輕藥之剂庶可愈矣

鮮菊葉七分 連壳錢 黑玄錢 牛蒡炒錢

苦丁茶錢 滑石叉 竹葉八卜 甘艸八卜

引加燈心九寸 少三脉

耳脖脹

寃三十餘歲耳脖脹疼頭重目微赤少陽相火上鬱以辛凉清鮮觧上

焦為要

黑山梔皮錢五研 羚羊角八分 苦丁茶錢 菊花葉九分
夏枯草花錢 卜荷梗錢 净連翹錢 炒知母一錢
引加小生香附錢 水煎服

倪十三歲因大声喊叫致右耳失聰想外觸驚內應肝胆胆脈絡耳震動其火風之威亦能鬱而阻竅治在少陽忌食腥濁
鮮青蒿葉錢 青菊葉七分 連殼錢
鮮荷葉汁一酒盅 卜荷梗錢 苦丁茶米
龍胆草錢 水煎服

耳聾

汪十三四歲耳聾咳嗽形體日瘦男子真陰未充虛陽易升乘竅書云胆絡脉附耳先清少陽鬱熱以左耳為甚故也

霜桑葉ㄅ　丹皮ㄅ　連翹ㄅ　甘草木

青蒿汁一杯　象貝ㄅ　山支炒八卜　黄芩木

引加卜荷八許　空服

耳鳴

丁四十餘歲耳鳴腎開竅於耳心亦寄竅於耳心腎兩虧肝陽亢逆鼓陰精走泄陽不內依是以耳鳴時閉但病在肝腎其原实由於鬱鬱則肝陽獨亢令胆火上炎清晨服丸藥以補心腎午服湯藥以清少陽以胆脉亦洛於耳也

熟地四兩 龜板炙四兩 白芍炒一兩五錢 建蓮一兩五錢
麥冬一兩五錢 牡蠣一兩五錢 五味一兩 磁石一兩
茯神一兩五錢 沉香五錢
共為細末煉蜜爲丸如梧桐子大辰砂爲衣每早服
三錢
枯草二錢 丹皮一錢 山梔炒一錢 甘草四分
貞子三錢 赤苓[illegible] 生地三錢
水煎午服

耳失聰

王六十餘歲腎虧鬧於耳胆脉附於耳凡本虛失聰治在腎邪於

竅閉治在胆乃定例也今年已六旬脉形細数是皆腎陰火虧肝陽内熱風上旋蒙竅五行有声多動真氣火風然非苦寒莫降可効填陰重鎮滋水制木佐以鹹味入陰酸以和陽其理当如是議矣

熟地 五錢　龟板炙 四錢　鎖陽 二錢　牛夕 二錢

茯神 二錢　磁石煅 五錢　秋石 一錢　萸肉 二錢

五味 一錢　遠志 一錢

另加下藥少許　水煎服

顧　三十餘歲夏月出外回家暑邪閉竅耳失聰六脈沉数無力

鮮荷葉 一角　青菊葉 七分　夏枯草 二錢　蔓荆子炒 二錢

苦丁茶五分　淡黄芩五分　淨連殼五分　炒梔仁二錢

引加卜荷六分許　水芝根

耳聾

孫八十餘歲耳聾乃理之常蓋老雖健下元已怯是下虛上實清竅不主流暢惟固補下焦使陰火得其潛伏庶為要耳

熟地五錢　磁石煅三錢　山藥炒三錢　丹皮二錢

萸肉三錢　遠志炒三錢　茯苓三錢　澤瀉五分

五味子　龜板炙三錢

引加卜荷六分許　水芝根

耳脹

沉 三十餘歲温邪上鬱耳聤石脹之症

馬勃钱　桔梗钱半　連壳志二钱　桑叶钱半 炒研

通草钱

引加卜荷叶水煎服

閆四十餘歲暑熱上鬱耳聤作脹喉嗆當清氣熱庶得爲要

桑叶钱半 炒　連壳二钱　竹叶廿片　川貝钱

茯苓钱半　甘草八分　牛蒡钱 炒研　木通木

引加六一散二钱水煎服

耳腫痛

白女十五六歲風温發熱左耳後腫痛之症

乾荷葉一角　勃馬錢　山梔皮炒二錢　生甘草七分

苦丁茶攵　連翹三錢　炒棗仁攵　条黄芩攵

引加卜荷少許　水煎服

郭四十餘歲性燥一日出外被歸耳即腫疼內外皆腫夜疼更甚之症

犀角錢　木通攵　菖蒲八分　小豆一百粒

甘菊攵　元參三錢　赤芍三錢　生草錢

引加燈心三尺　水煎不拘時服

耳中出血

張四十餘歲忽然耳中出血此系腎虛不能納氣血隨氣行故現房勞後耳中出血之症左尺沉芤而濇

熟地炭四錢　山藥三錢炒　澤瀉三錢　赤苓三錢

山萸肉一錢半　茯苓三錢　丹皮三錢　生地五錢

引加藕節二塊　水煎服　外用龍骨眉末吹入耳中

耳濃

吳　三十餘歲耳中出濃日久不愈此因肝氣瘀結氣有餘即為火怒則氣上內熱攻冲聚結不散即現是症治宜平肝舒瘀散火瘀為要耳脈左關沉數

生地五錢　当归三錢　赤苓三錢　山梔一錢半

柴胡一錢半　木通一錢半　元參三錢　荊子一錢半炒研

甘菊一錢半　升麻六分　甘草六分

引血藕節炭一角　水送服

再用髮灰吹入　或用礬灰鉛丹吹入　或用陳皮灰可

輕粉二分　射五厘　研勻吹入

針灸

耳聾刺翳風 在耳後下陷中 令口開壓之刺三分

耳鳴耳聾刺聽會聽宮

耳暴聾刺液門

耳聾聤耳濃汁刺耳門

救急方

一蟲入耳　一用香油滴入耳邊其蟲自出　或用藍汁灌入

或用葱汁灌入　或用浮乳汁滴入皆蟲隨出

米醋灌入不出必死　或用細蘆管入耳吸之其蟲隨出

蟻入耳　用韮菜汁灌耳其蟻隨出

蜈蚣入耳　用香雞肉置耳邊隨出　或用猪肉炒香亦妙

飛蛾入耳　用鵝管極氣吸之隨出　或擊銅器于耳邊亦出

蜒蚰入耳　用鹽擦耳內化為水

耳脈

耳病腎虛。遲濡其脈。浮大為風。洪動火賊。沉濇氣凝。數實熱塞。此久聾者。專於腎責。暴病浮洪。兩尺相同。或兩尺數。陰虛火動。

若左寸洪數、心火炎也、兩尺洪數、相火炎也、其人必夢遺、耳鳴、或聾、

麓人孫氏醫案卷伍

山左歷邑麓人孫起舜纂述

男　壽亭孫懋齡　參訂
侄　慎亭孫懋修
甥　鐵峰溥　珊　抄訂
徒　穆堂田先登

口部

分數加減存乎其人

李三十餘歲偶而口內生瘡切脉右關沉數此胃火口瘡症也胃為資生之源口為咽戶之門今胃火不降以致薰蒸口內故現口瘡之症治宜清胃降火廢渴有滑

生地三分　煅石羔三分　麥冬三分　花粉三分

知母三分　金石斛三分　川軍三分　甘艸　分

引加灯心十三寸　水煎服

齦出血

張の十餘歲忽然牙齦出血切脉右關沉濇此胃湿熱牙齦出血症也脾胃为統血之源而主肌肉今胃湿熱薰蒸以致胃不得統血故齦肉出血之病症治宜健中逐清湿熱廣为要耳

生地小八分　赤芍三分　連翹二分　黄連分

丹皮三分　茯苓三分　山支炒二分　澤瀉二分

當歸分　木通分　甘草分

引加荊芥炭　水煎服

外用帅烏青盐皂角各等分入瓦器内燒存性揩之

咽喉

馬十八九歲咽喉如有紅絲不疼不痒飲食作疼之症

赤芍 三分　荊芥 五分　牛蒡 炒 五分　黄芩 二分

貝母 二分　桔梗 五分　板藍 二分　豆根 分

甘草 分

引加卜荷少許　水煎服

咽喉作疼

鄒二十餘歲現有滑精之症咽喉作疼〻夜則作疼不得安眠服寒凉

尤甚六脈沉細

熟地 五分　萸肉 二分　桔梗 二分　黄柏 分 鹽炒

元參 二分　牛蒡 二分 炒　丹皮 二分　知母 五分 鹽炒

澤瀉錢　甘艸錢

引加板藍根二錢　水蘆根

齦腫齒疼

范氏妊五月餘齒齦作疼夜則尤甚交子方退過午疼甚之症

生地五錢　杭芍三錢炒　生知母三錢　黄柏錢

丹皮三錢　當归二錢　山查炭三錢　荆芥二錢

首烏炙五錢　甘艸錢

引加卜荷少許　水蘆根

咽喉疼啞

張氏二十餘歲咽喉作疼咽啞口乾不渴脉六部沉数而微

元參二分　牛蒡炒二分　蘇梗二分　黄芩二分
桔梗二分　荆芥二分　藍根二分　甘草分

齦漏牙噤舌强

引加燈草五寸許　水煎服

王三十餘歲，素日吹咽，今牙齦前板近左破一塊，如瓜子大，不時出濃，兼以牙噤舌强，食難吞咬，黄瘦干枯，六脉沉細，頭疼。

羌活三分　白附煨三分　荆子炒二分　當歸二分
藁本二分　細辛分　川芎二分　甘草分

引加葱頭二寸　水煎服

牙噤舌强

王三十餘歲素日虛弱吹烟又有齦蕩(漏)以漸牙噤不能食物兼有舌強之症

當歸三錢　川芎一分　白芷一分　紅花錢

黨參三錢　細辛分　葛根二錢　甘草錢

柴胡

外治口噤用錢五個甘草節一層五個錢布包咬牙空處漸次加添牙噤自開

齒縫出血

文女二八餘歲倏而前板牙縫出血漸次齦爛服涼劑太多不見效之症

小生地五錢　赤芍二錢　茯苓二錢　澤瀉二錢

粉丹皮三錢　山藥五錢　黑梔錢半　甘艸錢

引加荷葉一塊　水煎服　再用枸杞末煎湯漱之然後再下立止或用馬糞燒灰存性擦之

咽喉不利

賈三十餘歲咽喉不利自覺咽喉出血憎寒壯熱六脉浮緊

柴胡錢半　牛蒡炒三錢　赤芍三錢　桔梗二錢

黃芩三錢　貝母三錢　藍根三錢　連翹三錢

甘艸錢

引加大海二個　水煎服

梅核氣

張氏の十餘歲初覺喪子思慮慮以致咽喉不利如有物吞吐不能如有
物礙
杷葉毛 三分 玉金研 三分 茯神 三分 山梔炒 三分
麥冬去心 三分 小艸 三分 枣仁炒 三分 杭芍炒 三分
甘艸 分
剝桂元肉 三錢 水芝陳 再用胆丸 硼砂 明凡 牙皂 雄黃各等分 夜内泡丸欠宋大噙化

口齒咽作疼

朱氏の十餘歲因燥動氣以致齒痕兼咽頭腮作疼又用偏蛇皮入阜
烟內烟袋吸之自覺火隨烟入喉就此腫起作疼口渴煩亂等症
加以憎寒壯熱、

連翹三分 牛蒡子炒三分 荊芥二分 貝母五分

黄連酒分 小生地三分 柴胡二分 石羔煅

桔梗二分 板藍根二分 甘草分

引加蘆根少許 水煎服

唇腫口吻破爛

鈕 十二歲 唇腫口吻破爛日久不退前治皆言食余云陰燥脾胃濕熱之致耳

生地三分 丹皮二分 黄芩二分 石斛分

麦冬三分 赤芍二分 谷精分 甘草分

引加蒲黄八分 水煎服

外用黄柏卜 细辛卜 青代三卜 為末搽之

咽有紫紋

齊孀四十餘歲事多操心思慮舌上有如高粱粒丸疣瘡右旁有紫紋

防礙

生地三錢　枇葉毫三錢　赤芍三錢　荊芥錢

麥冬去心三錢　貝母二錢　小川朴　甘草錢

玉金破三錢

引加鮮竹葉九個　水煎服

上唇腫吻瘡

鈕女數歲因出外後上唇腫裂疼兩口吸吻爛湿依六脉沉数

丹皮三錢　生地三錢　熟軍三錢　山梔炭錢　卜蔻錢

赤芍三分 枳實二分炒 神曲炒一錢 甘艸八分 荊芥八分

引加竹葉十片 水乙盞

咽若有物阻礙

張孀四十餘歲無子一女操心紛紜晝夜無安以致右咽如物阻礙吐之不上嚥之不下視之紅絲一条舌後有疊如高粱粒大小艷色紅紫

石斛三分 枇杷葉三分 生地三分 小草一錢

棗仁炒三分 赤芍三分 麥冬三分 荊芥一錢

茯苓三分 甘草　分

引加燈芯少許 水乙盞

上唇腫吻爛

三十五六歲上唇腫高裂衣紋作疼兼以兩吻生瘡湿爛吊中臭氣六部沉數

蒼朮錢半　丹皮錢半　生地三錢　荊芥錢

陳皮二錢　茯苓三錢　赤芍三錢　山梔炒錢半

麥冬去心三錢　甘草錢

引加竹心廿寸　水三碗

咽吞噎不快

常五十餘歲曾有思慮氣滯心常不快咽生血絲紅紋吞噎防礙

干燥不渴左寸沉濇

生地三錢　茯苓三錢　枇杷葉三錢　小草二錢

蔞殼三錢　寸冬去心三錢　棗仁錢　石斛三錢

引加竹心廿寸　燈心

鈕女十歲唇腫吻瘡月餘吻瘡得愈而千惟唇腫未能盡消

上唇腫

連殼二錢　山梔研三錢　荊芥　生地三錢　甘艸錢

茯苓二錢　知母二錢　澤瀉二錢　麥冬去心二錢

引加蘆根尺許　燈心　外用柳葉湯洗

疳齦爛腮腫

張女十二三歲右脇一塊一年有餘忽而後牙床腫爛連腮作腫黄瘦形苦枯

六脉沉緩

胡黄連錢　五谷虫二錢　建曲米　枳殼炒二錢

川黃連錢　雞内金三錢　杭芍三錢炒　陳皮五分

生甘草錢　引加荸薺三个研　水煎服　再用卜荷三分　兒茶一分五厘　黃柏二厘　龍骨二厘　白芷三厘　珍珠五厘　冰片三分　甘草五厘　共為末擦之立愈

咽喉腫塊

李氏三十餘歲事不遂心燥火上炎以致咽喉作疼服藥不効數日視其腫

形若有腫象用針刺破出濃外刺少商穴出血

牛蒡三錢炒　元參三錢　黃芩三錢　山梔三錢研

板藍三錢　桔梗三錢　連殼二錢　豆根錢

川軍三錢　柴胡錢　甘草錢

引加胖大海三个　水煎服　外用火硝錢　硼砂錢　冰片五厘　[illegible]一分半　共為末吹之

牙齒疼兼上膛

裴氏五十餘歲憂思慮傷火切以妾婢不遂氣怒兼以勞碌時常頭暈耳鳴口干齒疼齦疼心悸上膛疼青白色六部沉澀

製芪三分　茯苓三分　归身三分　焦朮炙三分

白芍三分　小艸麦　甘艸分　棗仁炒三分

枳殼炒三分

引桂元肉五个　水煎服

齦腫腮腫

齊五十餘歲心事不遂虛火忘動以致日常牙疼齦腮腫憎寒等症

六部沉細而數

生地五錢 青蒿三錢 柴胡三錢 山梔炒三錢
丹皮三錢 木通二錢 荊芥三錢 黄芩三錢
引加燈芯少許 水煎服

口疳齦爛

裴女八歲右齦腮爛一片得落腮爛一塊右脈沉數洪大
羚羊一錢 生地三錢 連翹三錢 黄芩二錢
石羔煅三錢 青蒿三錢 山梔炒二錢 木通一錢
貫衆一錢 陳年一錢 甘草一錢
引加燈芯少許 水煎服
再用人中白二錢 兒茶一錢 黄柏六分 青代六分 卜荷六分 冰片三厘 共爲末擦之
使涎流出即愈

喉痺

李氏三十餘歲遇氣感寒喉起疙瘩外增寒危險之甚六脈沉緊

元参 三钱　牛蒡炒 三钱　豆根 钱　黄芩 三钱

桔梗 二钱　藍根 三钱　柴胡 二钱　防風 二钱

荊芥 二钱　甘草 钱

引加燈心 少許　芝麻 外用馬蘭根葉亦可搗汁入散少許滴鼻孔中或灌喉中痰自開

咽喉疼

李十餘歲忽而增寒壯熱咽喉依疼左右疙瘩等症六脈浮洪

柴胡 二钱　荊芥 二钱　元参 二钱　豆根 钱

黄芩 三钱　藍根 三钱　牛蒡炒 三钱　桔梗 二钱

甘草 钱

引加蘆根尺許　水煎服

咽疼嘔吐

貴氏三十餘歲素有血虛頭疼今噤涎咽喉則疼兼以嘔吐之症六脉浮緊而沉滑

元參錢　陳皮分　桔梗八分　枳殼錢炒
牛蒡分炒　半夏分尖　蘆根錢　神麯分炒
黄芩八分　甘艸末

引加青葉二分　水煎服

咽喉疼

俞二十餘歲咽喉作疼憎寒壯熱等症脉六部浮緊

白芍三分 炒 元参三分 桔梗二分 黄芩二分
葛根一分 牛蒡三分 炒 藍根三分 荊芥二分
甘草一分 柴胡二分
引加卜長寸許 水煎服

咽喉

劉 五十餘歲素日有大癭右左項側偶而咽若瘰聚口干會厭兩旁紅
赤呼吸不利声音不清憎寒壯熱六脉沉濇
把葉毛三分 赤芍三分 元参三分 柴胡一钱
小生地三分 荊芥三分 藍根三分 丹皮二分
川母一钱 甘草節

引加大海二个 水三服

咽喉不利身腫

劉三十餘歲咽喉蛾自破左右皆如此兼以肚腹作腫小便赤色脈右迴

沉緩

豆根五 牛蒡二錢炒 桔梗二錢 茯苓三錢

麥冬三錢去心 元參三錢 葛根三錢 澤瀉三錢

冬瓜仁三錢 豬苓二錢

引加丁香少許 水三服

咽喉疼

鈕二十餘歲前二日瘟疫即愈忽而咽喉作疼腿肚疼

荆芥二分　石膏三分　牛子三分炒　黄芩二分
花粉三分　桔梗二分　藍根三分　甘草一分
引加建大海三個　青菓二個　水煎服

舌齒干苦

周三十餘歲南方人素日體強漸覺憎寒壯熱半月有餘偶有舌干唇燋齒燥必有干血跡面似紅而不紅不渴身熱大便二三日不行六部沉細且有數服涼藥不覺

附子五分　干姜五分　製首烏五分
白芍三分　當歸二分　生甘草一分
水煎冷服而漸愈

喉風

黄五十餘歲素日陰虚妻皆鹽又吹洋烟以此難免肝豚偶而似喘呼吸不得危在目前所服降氣化痰等剂岳効余視呼吸非是喘症即咽喉不利呼出氣八分而吸氣二分不得之象忽而非敗自汗頃刻待斃

胆星復醒自行又方

藕汁 梨汁 荸薺汁 各半杯 姜汁 少許

共合續服再調

牛黄半分 川貝志 去 共為末作四五次服 又胆星續服

喉痺

王五十餘歲呼吸不利咽喉如有物碍面覺紅赤則咽喉更痛

枇杷葉三錢　天冬二錢　首烏五錢蒸　牛蒡二錢炒
麥冬三錢去心　花粉二錢　杭芍三錢炒　元參三錢
甘草一錢
同加淡海參一錢　冲服

喉癬

張　五十餘歲　呼吸不利　咽干之症　六部沉微
元參三錢　麥冬三錢去心　天冬三錢　首烏五錢蒸
枇杷葉三錢　花粉二錢　藍根二錢　杭芍三錢炒
甘草一錢
同加淡海參一錢　冲服

齦衄

趙女牙齦出血口臭之症六部沉緊

生地 五分　丹皮 三分　黄連 研 八分　當歸 分

赤芍 二分　連翹 二分　山梔 研 炒　木通 分

甘草 分

引加鮮藕 七錢　蘆根

唇腫瘡

李三十餘歲唇四圍起瘡如黄米大膿泡憎寒壯熱食少六脉浮數

生地 五分　赤芍 二分　知母 二分　黄連 研 分

寸冬 去心 二分　丹皮 二分　公英 五分　連翹 二分

柴胡二分 甘艸分
引加灯心廿寸 水煎服

喉痺

朱小兒五歲憎寒壯熱外腫內痺鼻腫多頃耳左右各一疙瘩
元參三分 桔梗一分 豆根分 黄芩二分
牛蒡二分炒 射干二分 連翹二分 防風二分
花粉二分 荊芥二分 貝粉二分 甘艸分
引加薄荷少許 水煎服

牙疼

楊女十七八歲條而左上牙疼連腦疼甚則兩手抽掣欲食須臾

即止每日五六次發脉洪沉雜憎寒壯熱天癸如常

杭芍炒 三錢　丹皮 三錢　柴胡 二錢　羚羊 一錢

龜板炙 四錢　決明煅 二錢　鉤藤 二錢　鼈甲炙 四錢

木通 一錢　生地 五錢

司枇杷葉 一塊　水煎服

帝中爛

孫女十三四歲忽帝中全白飲食即噲用珠黃等藥數日脫下白皮即愈

仍飲食水即噲吹藥服藥而愈

元參 二錢　山梔炒 二錢　藍根 二錢　豆根 一錢

連翹 三錢　黃芩 三錢　桔梗 二錢　牛蒡炒 二錢

引加卜荷 二分 水煎服

牙疼夜甚

趙四十餘歲牙疼三月有餘乍疼乍止疼在夜間晝日則愈所服
皆凉血清熱之劑不愈 余診兩尺沉疾此緣陰不能濟火以致虛火
上泛而齒乃骨之餘虛火上攻以耗陰竭故現齒疼在夜之症皆
兆房勞過甚陰虛之故也

熟地 八分　茯苓 二分　丹皮 二分　元参 五分
萸肉 二分　澤瀉 五分　山藥 二分炒　龜板 四分炙
黃柏 二分 鹽炒

引加淡海参 一分 水煎服

牙疼

武四十餘歲牙疼日久所服皆凉藥愈服愈甚晝夜不停牙齒不定左右不分余診此係寒凉藥甚以致血絡凝瘀不得流暢滿口血凝經云血得寒則凝得熱則行治宜温舒絡脉和血

脉必要耳六部沉遲

炮姜五　荆芥二钱　赤芍二钱　姜蚕炒五

附片五　红花钱　当归二钱

引加鲜姜三片　葱二寸　水煎服

牙疼肝火

甘氏三十餘歲左偏齒疼寒熱少遇則疼此由肝火血虛火薰蒸上

焦不得清肅故現齒齦多衄血蹟時見齒疼之症

生地 二錢 丹皮 三錢 羚羊 錢半 木通 錢半

青蒿 三錢 柴胡 錢半 胆艸 錢半 甘艸 錢

引 枇杷葉 一塊 水煎

牙疼風寒

孫 四十餘歲齒疼，忽時疼，時兼頭皆疼，不敢見凉，此由風寒侵觸，不得即解，故現是症，六脉沉緩

羌活 二錢 藁本 錢半 附片 八分 柴胡 錢半

防風 二錢 蒼朮炒 錢 黃柏鹽炒 八分 葛根 錢半

甘艸 錢

引加葱白二寸 水煎

舌強

宋三十餘歲忽然舌強不能言語別無所苦此係心脾痰熱而兼受風症也脉六部浮沉緊而沉數

菖蒲分 全蝎二个 川連分炒 石羔錢煅

半夏錢炙 防風分 黃芩分 白附錢炙

引加竹瀝分 姜汁少許 水煎

舌縱

李五十餘歲偶氣痰心事不遂以致舌縱流涎手足軟弱之症又加喜笑舌瘖脉洪數

黄連酒炒一錢　黄柏八分　生地炭一錢　茯苓八分
黄芩八分　杏仁去皮一錢　半夏製一錢　陳皮一錢
引加竹瀝姜汁各少許　水煎服

舌疼

吳五十餘歲忽然舌腫裂下出血作疼之症

當歸八分　生地黄　犀角五分　川連酒炒一錢
杭芍酒炒八分　麥冬去心一錢　山梔炒一錢　黄柏八分
甘草一錢
引加燈心少許　水煎服

咽喉　纏喉風

劉五十餘歲喉腫而大連項腫痛喉内紅絲纏緊勢如絞轉且麻且痒手指甲青手心壯熱痰氣湧盛如鋸手足厥冷此係怒氣傷肝氣餘即火是火怒則氣上痰結不散即現此急症外用碧丹吹之刺少商穴内服

桔梗三錢　元參三錢　川貝化痰去心研五分　姜蚕消腫毒炒錢

牛蒡炒研二錢　卜荷五分　荆芥錢　前胡五分

冬花清肺火炙五分　花粉五分　甘艸錢

引加灯心十寸　水煎服　此劑喉中諸症並皆治之

喉瘡

李三十餘歲素日好酒每日二三觔諸日如是偶然喉中作疼不在心下

忽然喉間紅腫疊疊頭疼寒熱脉六部沉數

牛蒡炒 八分　荊芥 六分　桔梗 錢　羚羊 分

元參 錢　升麻 三分　生地 錢　丹皮 分

赤芍 錢　甘草 分　麥冬去心 錢

引枇杷葉去毛 水煎服　再用後藥次之

硼砂 三分　青代 分　寒水石 分　川連 五厘　黃柏 五厘　兒茶 分

滑石 分　枯凡 厘　上冰片 二厘　蒲黃 厘　共為極細末

治一切咽喉症。喉痺。喉蛾。喉風。有起死回生之攻効。甚奇。

蜈蚣焙性 二錢或五条　姜蚕炒去絲嘴 分　蟾酥用干焙 二分　胆凡 分

全蝎去毒焙 分　川山甲去炒 三分　蟬脫焙存性 分　川烏炙 分

十九

乳香錢 炙

共為細末每服錢 重者三錢 小兒三分 或七厘 用葱頭搗爛

和清酒送藥汗出為度忌暈腥鮮熱毒等物七日不可 食忌之物

治一切喉痺腫疼並喉舌腫疼等症

膽礬錢 白礬錢 朴硝五錢 片腦分 山豆根二錢 辰砂二分

先將鷄䐜內黃皮焙燥共前藥研極細末吹入喉中即效

治喉中雙乳蛾等症 經驗

取壁土蜘蛛白窩再患處腦後白髮一根纏蛛窩燈上燒存性為

末吹患處立效

治喉風口禁不語死在須臾 經驗

膽礬朴生薑枯　熊胆三卜　木香三卜

右為細末用木鱉當磨水調藥以雞翎常掃患處如勢急禁口用筋啓之將藥掃下即消　再用山豆根磨水飲之

治口瘡牙疳喉痺牙噤急如神效

火硝五分　冰腦分五厘　硼砂一錢　蒲黃一分　兒茶一錢

右為末吹入喉中大吐其痰數次立愈　經驗

治喉蛾喉痺症

蚕蛾三分　兒茶一分　白礬三卜　辰砂一分

右為末吹入喉內即愈

治咽喉腫疼水穀不下之症　經驗

青鹽一錢　白凡一錢　硇砂一錢

為末吹患處吐出痰立效

齒疼

黄三十餘歲忽然牙齒作疼不敢見風寒略見更甚飲食不能入

口脉浮緊

石羔煅三錢　升麻一錢　生枝子研　知母一錢

生地三錢　荆芥一錢　防風一錢　元參三錢

骨皮一錢　甘草一錢

引加竹葉竹心各少許　小蘆根

再用石羔三錢　胡椒十五粒　共末擦疼處

蟲齒疼

王二十餘歲素好甜一日齒疼時作時止疼痛不常其齒黑有小空脉大小不均

川黄連 酒炒 生地 三錢 黄芩 錢 烏梅 三个

胡黄連 酒炒 丹皮 二錢 升麻 錢 細辛 木

苦蓮 酒炒 甘草 錢

引加醋 少許 水盅冲服 再用五灵脂如米大咬在疼齒上片頃 温水嗽出必有虫

或用雄黄 錢 蟬酥 二分 花椒 五分 射香 三厘 檳榔 五分 各等分

共為末棗肉為丸如米大塞疼處虫必化水

喉腫核

常十九歲甲辰合邑皆咽喉疼瘰腫核左右前後皆有紅紫疼痛

異常服消解退火等剂不見效效再服發疕瘩即腫脹不能飲食而死後得用此方生者多而死者少矣

川連 錢　牛蒡炒 二錢　連壳 三錢　板藍 三錢
黃芩 各　元參 三錢　馬勃 二錢　姜蚕炒 錢
卜爲 各　桔梗 三錢　升麻 八卜　柴胡 錢
陳皮 各　甘草 錢
引加燈心 十寸　水煎　若服發散苦寒之剂未有不死者矣後用此方則皆生矣故記之

喉蛾

白四十餘歲素諸日操持思慮忽一日出門回家喉中自覺不利以有物凝今又咽喉作腫飲食不得入口呼吸不得出入正在危急之

咽余外用碧丹吹其咽喉內用

元參三錢　薄荷一錢　豆根二錢　板藍一錢

牛蒡二錢炒　山梔一錢　木通一錢　生地三錢

甘草一錢

引加卜蘆一支去節　水煎服

上唇腫面瘡

鈕女數歲向來肥甘任意蠶食忽而上唇作腫服涼藥甚多似好

仍不㩳然刺下三載加以面鼻小瘡愈而復發　麓視此係腸胃有

虫內蝕外瘡現於唇之上下惟戒肥甘服

生地三錢　君子七十个　烏梅三个　百部一錢　醋軍二錢

赤芍二分 黃連分 檳榔二分 雷丸一分

引加榧子仁四十九粒 水煎服二剂瘡枯唇消外以鮮荷葉洗面

將杏仁水浸搗如泥掃瘡上

咽喉乳蛾

杜五十餘歲偶然喉中作疼未在心上又一日紅腫不能飲食又一日左右兩邊皆腫紅作疼之症此係酒後房勞過度痰火結成不得消散故現是症外用碧丹玉金丹一内服

生地五分 蓮肉五分 知母炒分 澤瀉五分

丹皮三分 山藥二分 黃柏炒分 茯苓二分

桔梗三分 元參三分 甘草分

引加青鹽一大粒 水送化服

配金丹

鎗硝ㄖ八卜 蒲黃生四卜 姜蚕炒ㄖ 牙皂分半 冰片分

共為細末 消腫去痰

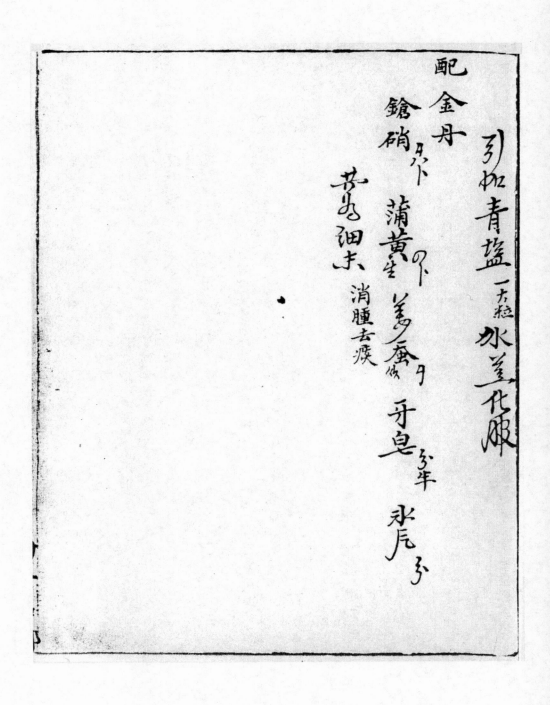

配碧丹 專治咽喉潰爛疼、口中爛臭牙疳齦紅爛舌上紅赤疼痛腮赤爛

玉丹 若咽喉口舌生瘡並皆治之

明礬碎如豆粒大入銀罐內以水炭火煆不住手攪無塊為度用硝打 十分之三
碎投之硼砂十分之三投之少頃生丸在投待藥滿罐取出牛黃少許以待用三分

玄丹 灯草用水潤之塞入竹管內兩頭將泥昏塞好以火煆炟盡為度
取出將竹灰紙灰皆去則為玄丹

百草霜半茶匙 甘草灰三茶匙 冰片五厘 卜荷五分 去節 人中黃五分 亦可

共丸細末 口中等症皆可吹之有加珠子五分 視症之輕重再加牛黃 珠子亦可

此方不可外傳

左牙齒疼、

趙孀五十餘左牙齒皆疼、二三月日矣忽重忽輕日晡似甚前憎寒
壯熱剛下不甚曾服發散又服開下等剤偏皆不効 麓 診乃肝火
妄動加以外風壅閉故現是症

荊芥一錢 牛蒡一錢 炒 柴胡一錢 黃柏一錢 鹽水炒

防風五分 羌活五分 葛根五分 甘草分

引加青鹽三撮 水煎

疙瘩瘟

五十九歲咽喉疙瘩諸藥無効後用此方而愈愆偏地皆如此症甚多皆

服此方而愈

人中黃三分 雄黃木卜 辰砂二卜 上藥六卜 桔梗分

水煎常服

針灸

舌緩暴瘖不語刺瘂門　風府　靈道

口禁牙關不開刺水溝　承漿　地倉

齒疼刺聽會　太淵　魚際　少商

喉痺刺尺澤　經渠　通里　然谷

牙疼刺三里　三間　二間　崑崙

牙齒咽喉腫疼刺陽谿　液門　小海

舌縱刺陰谷

喉痺舌強刺竅陰

齒齦出血

穆女二十餘歲刷牙時常衄血齦漸退小不竟牙條而齒齦牙齦出血成塊前服生地丹皮不効（麓）胗乃丸氣領血載上行不得歸經云故治宜

南藕节二钱炒研　桃仁三钱炒研　生地七钱　山枝炒钱
炒杏仁研二钱　枳壳去瓤二钱　赤芍三钱　甘草钱
引加苦菜根三塊　水煎服

治牙疼腫風牙蟲牙牙長痛不可忍

馬蜂房　白蒺藜　花椒　艾葉　葱頭　荊芥　細辛
白芷各等分　共為末醋煎口噙漱良久吐出再噙

口脉

口舌生瘡。脉洪疾速。若見脉虛。中氣不足。

經曰、左寸洪數、心熱、右寸洪數、肺熱、左関弦數而虛、膽虛、甚洪而实、肝熱、右関沉实、脾胃、右实、熱、弦洪數者、口瘡、或為木舌重舌、脉虛者、為中氣不足也、

牙齒

齒痛。腎虛。尺濡而。大火炎。尺洪疎捉。豁懷。右寸。関數或洪。而弦此屬。腸胃風熱。多涎。

尺洪大而虛者、腎虛、齒痛、動搖疎豁者、相火上炎也、右寸関洪數、或弦而洪者、腸胃中有風熱也、

咽喉

喉中之脉。兩寸洪溢。上盛下虛。脉忌微伏。

尺脉微伏者死、实滑者生、

魚勾掛咽

李小兒八歲一日同眷遊湖處有悄筌魚筌閘知鉤魚法則之用物見手拏肉燒餅遂嬲即用此勾勾肉口潔一作戲玩不防半刻見將勾嚥勾住咽喉不能吞吐如此日夜不出一家驚恍余即將豆大硫硐珠用線串起再串入通勾線上用手蒸推即出無虞

麓人孫氏醫案卷陸

山左歷邑麓人孫起爵纂述
男　壽亭孫懋齡　參訂　甥　蔣珊
侄　慎亭孫懋修　徒　田先登　抄訂

頸項部

分數加減存乎其人

頸強

王四十餘歲偶而頸強頸乃腎與膀胱所主二經感受風寒故現頸強之症

升麻ㄋ　秦艽炒研夂　羌活夂　蒼术八卜　柴胡ㄣ
桂枝ㄋ　防風ㄋ　川芎ㄋ　獨活夂　葛根ㄣ
白芷八卜　甘草ㄋ

引加生姜三片水煎

項側不利

黃四十餘歲病後餘邪脖項不利如上衝腦加以夜啖之症

川羌錢 生地三錢 浙貝錢 天冬三錢 甘艸錢

細辛八分 麥冬去心二錢 花粉二錢 知母二錢

引加卜荷少許水煎

項強

許五十餘歲得頭疼年餘今止但頸作強畧起則運而乃自項上腦微疼之症

六脉沉澀

製黃芪五錢 黨參五錢 熟地五錢 升麻炒錢 首烏製七錢

當歸身二錢 生地炒三錢 川芎二錢 柴胡炒錢 甘草錢

引加核桃仁二个打碎 水煎服

項腫

張 二十餘歲項側作疼腫身熱憎寒口干不知味小便紅赤脉浮緊

連翹三錢 黃芩三錢 元參三錢 荊芥二錢 [illegible]三錢

山梔炒三錢 牛蒡炒二錢 板藍三錢 只實炒三錢 甘草錢

引竹葉少許 水煎服

蘓 小兒十歲左耳項腮作腫耳下紅色六脉沉數

荊芥三錢 連翹三錢 羌活二錢 赤芍三錢 甘草錢

防風三錢 山梔炒二錢 黃芩三錢 [illegible]四錢

引加下葱少許　水煎服

魏小兒右耳下腫大登熱不食之症脉六部浮緊

牛蒡炒二錢　荊芥二錢　赤芍三錢　羌活二錢

元參二錢　防風二錢　黃芩錢　柴胡錢

甘草錢

引加下葱少許　水煎服

項強肩疼

劉五十餘歲睡覺高枕醒時以致項強肩疼不得轉側等症

羌活錢　赤芍二錢　獨活二錢　甘草八分

當归二錢　廣皮錢　炙附子二錢　細辛八分

引加葱白三寸 水煎服

項側疙瘩

休二十餘歲耳下起疙瘩在二邊筋間二三枝（枚）別無所苦

當歸三錢 白芥子（炒）一錢 海藻一錢 木瓜三錢 香附（炙）三錢

赤芍三錢 牡蠣（煅）二錢 川貝二錢 桔梗三錢 麥冬三錢

引加夏枯草少許 水煎服

氣瘰瘡

周女氣瘰瘡破殯（潰）面黃口禁發熱十八歲天癸未來此緣肝血虛弱不得榮養筋絡肝爲血海其海（血）稟輕清之氣按周天叁百六十五度循還無端榮養一身頂刺無間氣領血載躔度之餘積于血海而爲天

癸是以一月一見又為月經今由血虧乏為周天之常度失于領載次序之循還以致絡脉皆所養失加以血虛不得澤肝肝燥則生內熱經云血虛生熱河間所謂五志過極皆為火因熱旺則多怒怒則生痰愈痰愈熱而血更耗矣肝主筋盖頸項主筋所聚之總會今血不榮筋氣欲領而血不載故項側近耳下起疙瘩日久肝熱薰蒸則潰爛不易愈治當兼補溫肝使其水得水養而火息火息則能清濁升降和序而金得其平自然木有所制筋得其澤柔周天領載資生盡以和度出入升降晝夜有常諸變無不漸太然矣

製芪 二錢　白芍 二錢　杭芎生 二錢　丹皮 二錢

歸身 二錢　焦梔炒 二錢　柴胡炙　骨皮 二錢

焦栀五 赤苓二分 甘草分
引加夏枯草三分 水煎

氣瘰瘡

王使女十七八歲左右脖項相連破潰出膿牙噤食少腫大之症

製芪三分 玄參三分 麥冬三分 枯草三分
当归三分 白术三分炒 柴胡二分 白芍三分炒
貝母二分 甘草分
此方經驗愈者多不可令病人知道
引加牡蠣粉二分 水煎 再用一猫把上抱一坑內着赤炭火將猫放上製酥每晚清酒冲服不論多少將一个猫服晚自愈無論猫之大小不可去五臟皮毛為要

項下瘡毒

康四十餘歲忽耳前生瘡纏綿不愈陸續頗垂項頭項肩皆平口噤

起痂成片飲食難下諸藥不効所下飲食瘡藥喉嗽皆從瘡口而出

危險至甚用

夏至柳葉晒干 冬至柏葉晒干 煎水湯洗之以漸愈

瘰癧

張氏三十餘歲瘰癧年餘寒熱往來盜汗脘中痞聚經期不來大便溏喰喉減食藥年餘未得全愈此乃鬱損成勞難治之症

香附炙三錢 丹皮二錢 歸身二錢 白芍生二錢

川貝去心三錢 茯苓三錢 牡力煅二錢 枯艸三錢

甘艸

引加柳葉十片 水煎服 再用活鯽魚破腹去臟將肥皂核塞滿泥包埋火中成灰服而立消

項下結核

劉氏二十餘歲頭項結核暮夜寒熱往來盜汗此乃憂鬱不解氣血皆虚倘若經阻便難調治

当归 炒 钱　白芍 炒 钱　陳皮 分　茯苓 钱

白籐 分　枯艸 二分　生夏 炙 钱　香附 炙 钱

貝艸 朩

刮炒南棗 三枚　水煎服　外隔蒜片灸五壯

癭

吳三十餘歲脉弦濇數頸項結癭咽喉疼腫阻痹水穀難下此皆情志鬱勃肝胆相火內風上循清竅雖清熱直降難制情

懷之陽是以頻藥罔效也

杞菓五分　射干五分　海藻一錢　蘿菔五分炒　牛蒡五分炒

降香一錢　昆布五分　杏仁五分炒　元參二錢

引加海帶二錢煎湯代水煎服

頸項強疼

張　五十餘歲素虛弱忽然左項強疼漸及右項兼耳頭骨脹不得

轉側如天柱倒手托頦下稍輕之症已數月矣

附片一錢　續斷三錢炒　萸肉二錢　當歸三錢　白芍三錢炒

細辛五分　藁本二錢　首烏六錢　川芎一錢　甘草一錢

引加鮮薑三片水煎服

常服附片二錢　胡椒三粒　引加生薑三片

鹽少許水煎服

頸項脹疼

黄三十餘歲體胖思慮咽喉如有物礙胷膈下快飲食如在停住頸

項脹疼

蘇子三錢炒 青皮三錢 川貝三錢去心 前胡二錢 甘艸一錢

杏仁三錢炒 枳殼三錢炒 橘紅四錢 蘇梗二錢

引枇杷葉二片 竹之根

項下疙瘩

孫女六歲忽右項下生疙瘩一枚如核頭大六日見生長不紅不腫不痒

不疼不熱月餘未餘之症

香附三錢炙 川貝一錢去心 昆布二錢 當歸一錢 木香一錢

桔梗二錢 枳殼五分炒 青皮二錢 玉金錢新 甘草錢

引加鮮橘葉三片 水三盃

服十餘劑而自消

瘰癧

王二十餘歲未得完婚諸日憂愁不解加以常依怒氣以致項下結核如棋子大堅硬不疼不癢大小不一有陷有突餘食不多日見消瘦疙瘩日見生長脈左關沉濇 小

当归五分 杭芍六分炒 柴胡五分 山枝三分炒

川芎三分 生地七分 黃芩五分 花粉四分

防風五分 半夏四分炒 連翹四分 甘草三分

引加夏枯草五錢　水煎服　再用全蠍二个 知母五个 入核桃殼內 用綿纏 湿泥裹燒灰存性 清酒送下

頷下疙瘩

張十九歲感風寒身熱憎寒口苦舌乾咽有疙瘩疼痛耳下腫服舒解清散已愈但頷下氣類傍起一疙瘩其硬如石不紅不疼不腫比鴨子大脉似有若無一點鼓指

半夏二錢 炒　昆布一錢　淅貝一錢　麦冬三錢　夏枯草一錢
元參三錢　海藻一錢　青皮一錢　桔梗三錢　牡蠣二錢 煅

引加竹心十寸　水煎服

項瘡

馬二十餘歲忽項下左右各一疙瘩身熱憎寒頭疼服發散之劑疙

瘩日漸起脹頸項已腫連胸肩作疼紅[衄]腫左疙瘩移于氣顙正中其形如鵝子大紅腫疼痛亦已成膿脉洪數口臭二便如常飲食不得入口外敷金剛散腫消疼止內服

連翹三錢　乳香炙三錢　山甲炙一錢　生芪六錢　川芎三錢

銀花三錢　沒藥炙三錢　黃芩一錢　木通二錢　皂刺三錢

引加元參五錢　下孫多水煎服

服此後破濃出碗許其腫已消又加青三錢生芪三錢而愈

項右疙瘩

李小兒週歲性急躁忽項上腮下結疙瘩一枚形如核頭大周身大熱如火偶然如冰二便調和飲食如常服發散清熱等劑而有疹子象又服發表疹子亦無其疙瘩不見消脹不紅不疼堅硬如石外敷金剛散內服

桔梗一錢 海藻五分 [illegible]八分 昆布六分 荊芥炒八分
川貝五分 當歸六分 青皮七分 玉金五分 牡蠣六分煅
引加藕三尾 水煎服 刺合谷穴

項下疙瘩

鈕小兒數歲項下右疙瘩服寒涼太多不但不見効而疙瘩不疼不癢不紅而堅日久不愈之症

當歸五分 紅花三分 羚羊五分 牛蒡八分炒研
[illegible]八分 昆布一錢 玉金五分研 川貝八分去心研
柴胡五分
引加交白三尾 水煎服

針灸

項急不能回顧刺瘂門　風府

瘰癧刺翳風　少海　間使　外關　天井

頸項腫疼刺前谷　陽谷　液門

項側疙瘩刺耳後紅筋出血　合谷　少商見血

洸女十六歲耳下結核瘰癧不疼不痒之症

硇砂一分　血竭一分　班蝥三分去足翅

右為細末每服一分空心燒酒送下一日一服三五服自消外用金頭蜈蚣一條焙研極細末用香油一小盞浸三日擦患處瘡即腫潰過一二日腫消可貼拔毒膏藥十餘日平復自愈

专治楊梅結毒神效

青粉、紅粉、殭蠶 槐米 甘草 各三錢 共研細末 面四兩

合一處調勻為丸 作六個 瘡重者每用三兩 如輕者用一

二个 溫水冲服 用麵食去皮 愈后不拘 忌生腥冷物 飲米粥

提毒丹 生石羔 四錢 煅石羔 四錢 三仙丹 共研細末 生肌止痛神效

又方 黃連 四錢 斑蝥 四錢 槐米 四錢 川軍 核桃仁 輕粉 各四錢 北炒 四分 双炒以外

俱研 共為細末 棗肉為丸 凉茶冲服

第伍

肩臂
脊背
四肢麻
胸悶
左右脇疼

孫氏醫案

麓人孫氏醫案卷伍本

左右脇疼

麓人孫氏醫案卷柒

山左歷邑麓人孫起舜纂述
男壽亭懋齡
侄慎亭懋修參訂

肩臂部 分數加減存乎其人

肩臂酸木

楊氏六十餘歲素有筋攣手曲手背凹陷兩肩臂至夜則酸疼木亂繰擾不安左手足跟熱不敢觸抱不眠不寐食不香美之症

首烏炙丹 黨參三錢 五味五分 當歸二錢

龜板五錢（炙）　麥冬三錢（去心）　白芍三錢（生）　丹皮三錢

茯神三錢　棗仁三錢（炒研）　益智錢（炒）　甘草錢

引加淡海參五錢　水煎服

右肩後疼

周孀四十餘歲思慮操持勞碌諸不遂心忽似感寒以致右肩

觧作疼連臂背疼晝（晝）夜乎等形瘦虛倦脉六部沉濇

黄芪三錢　麥冬三錢　升麻五分（炒）　白芍三錢（炒）

歸身三錢　焦术二錢　柴胡八分（炒）　[illegible]（炒）

桂枝錢　甘草錢

水煎服

肩疼

王四十餘歲素憂慮甚多兼以肝氣不舒今忽然肩後一塊作疼按之酸疼沉按疼止六脈乳弱

當歸三錢　焦朮三錢　威靈仙二錢　羌活錢

杭芍酒炒三錢　茯神三錢　海桐皮　寄生三錢

香附炙三錢　甘艸錢

引加生姜三片　桑枝尺許　水煎服

肩尖腫塊

徐氏六十餘歲倏憎寒壯熱左肩臂不淂動搖以致肩尖起一腫塊肉色按之則疼甚動搖亦是疼六脈沉數

當歸三錢 青皮三錢 沒藥炙三十 皂角刺二錢

赤芍二錢 乳香炙二錢 山甲炙研末 荊芥二錢

防風二錢 柴胡二錢 羌活二錢 甘草一錢

引加葱白三寸 水煎

外用紅指甲措黄葱搗敷

肩臂疼麻

劉四十餘歲偶得慪氣以致左肩臂作疼肢麻手指動搖

不便

生黃芪二錢 當歸三錢 焦术三錢 桂枝末

海桐皮二錢 赤芍三錢 黨參三錢 甘草一錢

引加老瓜嘴三个 生姜三片 水煎服

肩臂疼

徐四十餘歲迺日天令驟冷䏝左脉忽現羌濇痛時筋攣遠（達）掣耳後此營虛脉絡失養風動筋急前法清絡涼劑不應營虛不受辛寒倣東坦舒筋湯意故愈

生黃耆三錢 茅蒼朮 桂樜（桂枝）錢 甘艸三分

北防風錢 生於朮二錢 當歸二錢

引加活絡丹一粒半 水煎服

肩痛

塗六十餘歲痛起肩胛漸入環跳髀膝是為絡虛之症

黄耆錢五 於朮三錢 當歸三錢 羌活五分
防己八分 防風根五分 萆薢 茯苓三錢
引加生姜一片 水煎服

鄒 五十餘歲 陽明脈衰 肩胛筋緩不舉而痛 治當通補絡脈
莫進攻風為要
片姜黄一錢 黄耆生三錢 當歸二錢 甘草五分
蒸於朮二錢 防風根八分 桑枝一尺节
引加葱白三寸 水煎服

肩麻

王 四十餘歲 陽明氣衰 厥陰風動 頭眩目昏 右肩痛麻 脇下有

聚氣以足厥陰[illegible]用丸劑以緩治之

枸杞四錢 歸身三錢 [illegible] [illegible]

天麻二錢 疾蒺藜三錢

黃菊花白二錢 桑枝四錢 熬汁為丸如桐子大每服三錢

肩臂疼

李 三十餘歲風寒所傷肩臂作疼以及腰下作疼之症

片姜黃 [illegible] 當歸五錢 桑皮三錢 白朮土炒五錢

海桐皮二錢 赤芍五錢 川芎三錢 甘草三錢

引加生姜一片 水煎服

臂疼

黄四十餘歲臂疼牽引背胛或輟或作由榮衛循行度澀滯經絡之症六脈沉滑

台參一錢 茯苓一錢 陳皮一錢 桂枝錢

枳殼麸炒 半夏二錢炙 沒藥五分炙 木香錢

白芍藥二錢炒研 赤芍藥二錢 甘草五分

引加清酒少許 水煎服

肩臂疼

孟氏三十餘歲肝膽經風熱血燥肩臂疼痛或筋脈引急或時牽疼牽内症發熱寒熱晡熱日經不調或肢體酸疼之症治宜養血散風痹為要耳

秦艽二錢 當歸錢半 杭芍錢半炒 白朮錢半土炒
熟地五錢 川芎錢 丹皮錢半 茯苓錢半
勾藤錢 柴胡錢 甘草錢
引加生姜二片

肩疼

張氏五十餘歲素有肩酸疼之症令觸氣痢肩疼不得轉側用火罐把之九次永不見效又用雷火針服散風活血舒筋等劑亦不見效手不能動搖晝夜不得寐飲食不思小便紅赤沉澀而數浮此係血凝氣滯加以風寒閉塞故現是症

山甲錢炒 乳香三錢炙 當歸三錢酒洗 乾姜三錢

皂針三錢　沒藥炙三錢　[illegible]三錢　海桐皮三錢
香附炙三錢　甘艸炙錢
引加蓮稭一尺[illegible]寸　水煎服

兩肩臂疼

黃七十餘歲咳嗽日久漸愈性好多事忽兩肩臂酸疼無力飲食尚好之症脈六部沉澀而軟

炙耆三錢　台參二錢　杭芍炒三錢　桂枝錢
歸身二錢　白朮土炒二錢　升麻炒八分　卜蒡錢
[illegible]
引加生薑三片　水煎服

麓人孫氏醫案卷捌

山左歷邑麓人孫起舜纂述

男　壽亭　懋齡

姪　慎亭　懋修　叅訂

脊背部

分數加減存乎其人

背脹

郭氏二十餘歲病後畧食則背作脹形如針刺飢則脹退兩脇兼脹干嘔別無所苦之症

香附炙三錢　半夏炙三錢　枳實炒三錢　白芥子炒研

蒼朮炒三錢　檳榔三錢　甘草錢

引加蓮楷 二斤 水煎服

脊背胃脘疼

馬三十餘歲自七月至十月脊背胃脘疼兼疼脊背疼時可按胃脘疼時不可按按之則疼甚但所疼之處自覺凉氣凉風內入不受

蒼朮炒 三錢 茯苓 三錢 枳實炒 三錢 草叩炒研 錢

陳皮 二錢 半夏炙 三錢 檳榔 五錢 炮姜 二錢

桂枝 三錢 甘草 錢

引加生姜 五片 葱白 三寸 水煎服

脊背酸木

李氏五十餘歲勞心多病平素康健不時脊背酸木着人推

搔至癢又着人搔即愈日有五六次不定之症

葛根一錢　薄荷錢　黃芪二錢炙　甘草錢

蘇梗一錢　白芍二錢炒　當歸二錢

引加荷葉一片　水煎服

脊背痠疼

岳氏七十餘歲咳嗽已久用清燥之劑漸愈惟好多事飲食

尚好但脊背痠疼無力六脈沉緩

製耆三錢　台參二錢　杭芍三錢炒　桂枝二錢

歸身二錢　白朮二錢土炒　升麻八分炒　薄荷錢

引加生薑二片　水煎服

背攻疼

孫四十餘歲腎氣攻背作疼項強溺頻且多督脈不攝腰重頭疼难以転側先与通陽宗許學士法以治之

川椒炒三分　桂枝钱　炮附子钱　甘草三分
生白芍钱　茯苓米

引加生姜三片　水煎服

背疼

陳氏三十餘歲自胸及背內經云諸疼皆寒時當冬月口鼻吸受寒冷阻氣隧之流行疼自胸引及背甚則手足厥冷治宜兩通氣和是為要耳

川楝子二錢研　元胡二錢炒研　生香附二錢　橘紅錢
吴茱萸錢　烏藥錢　藍紅花錢　藕梗錢
引加陳香元二錢。水煎服。

背痛

沈氏三十餘歲，脉芤，汗出失血，背痛，此為絡虚之症
台黨參三錢　棗仁二錢炒研　白芍錢炒　枳殼五分麸炒
炒歸身二錢　茯苓二錢　炙草錢
水煎服

背瘡

鄭四十餘歲，患背瘡，天柱下寸許起一未粟大紅点，麻痒，並無介

意遂用吐津塗之不消數日哭然大腫中間兩頭有尖焮痛而身拘寒熱往來心不安寧此由火毒傷肺治宜消毒止疼療渴有濟

歸尾 一錢　皂刺 三錢　乳香 炙 三錢　山甲 炒研 一錢

羌活 二錢　花粉 一錢　貝母 去心研 一錢　陳皮 一錢

赤芍 三錢　白芷 一錢　沒藥 炙 三錢　防風 三錢

引加清酒少許水煎服

任五十餘歲患背瘡潰破月餘並無濃肌此由高年思慮过度勞傷氣血兩虧不能腐化生肌故有是症

生耆 一錢　白芷 三錢　當歸 二錢　升麻 三分

當歸二錢　黃芩一錢　熟地三錢　柴胡三分
台參　朮　陳皮一錢　皂刺五分　甘草五分
引生薑片　棗二個　水煎服

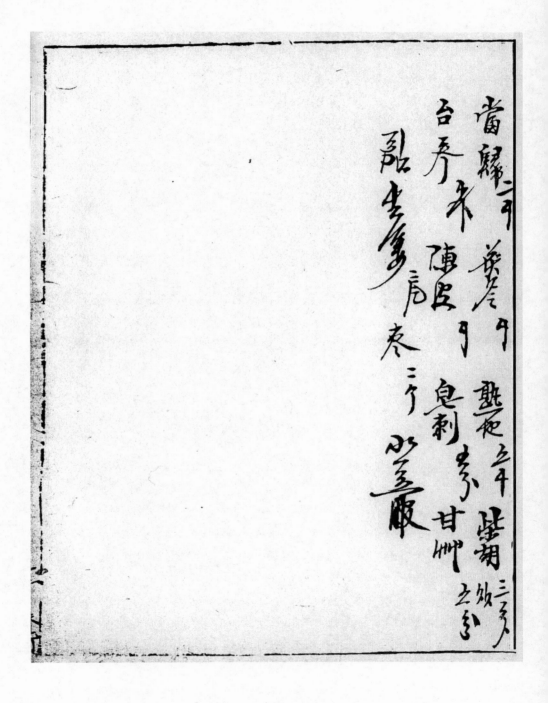

麓人孫氏醫案卷玖

山左歷邑麓人孫起舜纂述
男 壽亭 孫懋齡
侄 慎亭 孫懋修 參訂

四肢部 分數加減存乎其人

四肢麻

李三十餘歲素虛弱忽有痢溫中化滞痢已止但今身涼如風吹自汗四肢麻此脾胃虛寒不得統領氣血以致營衛虛弱故現是症

桂枝尖錢半 台黨參三錢 焦术土炒三錢 炙耆三錢
炮干姜錢半 炮附片錢半 炙甘草三錢 陳皮二錢

炒枳殼三錢 杭白芍炒三錢 甘草一錢

引加老瓜嘴 水煎服

手足腫疼

吴四十餘歲條手足腫赤作疼不能動轉覺熱六脉沉數

當歸三錢 黄芩三錢 防風三錢 桐皮二錢

赤芍三錢 荊芥二錢 焦梔二錢 羚羊角鎊二錢

蒼朮炒二錢 甘草一錢

引加原蠶沙四錢 水煎服 外用烏梅肉五个 鱼鮓二味搗爛封之

四肢木

郭四十餘歲平素弱久有心神不交之症今又有手足木若出冷氣

脉沉遲

製蒼三分　黨參三分　炮姜黄二分　茯神三分

歸身三分　白朮二分　炮付子二分　桂枝三分

炮姜炭　甘草分

引加生姜三片　此方服

左手足不遂

章四十餘歲手足不遂在左能動但不靈活之症脈沉濡

山萸五分　黨參三分　杭芍三分　陳皮分

桑椹子五分　當歸三分　桂枝炭　木瓜三分

枸杞子二分　神麯二分　麥芽二分　枳殼分

同砂老瓜嘴煎服

手臂腫疼

薛六十餘歲左手臂腫疼肢脹動轉不靈脉六部沉緩

當歸三錢 片姜黃二錢 製耆二錢 桂枝二錢

赤芍三錢 海桐皮二錢 附片一錢 干薑一錢

白朮土炒二錢 茯苓塊二錢 羌活一錢

引加生薑二片煎服

手足不用

李五十餘歲烘被起火觸驚越二月行動倏倒以致右手足不用

兩手畏寒大便干燥六脈沉

香附炙三錢　木瓜三錢　炮附片米炒　神麯炒二錢
當歸三錢　桂枝尖二錢　茅蒼朮土炒二錢　羌活三錢
郁李仁研三錢
引加老瓜嘴三錢　水煎服

四肢腫痛

薛五十餘歲孤独一人兩臂腫痛手屈伸不便足跟疼腿行
不便六脈沉緩
何首烏炙六錢　當歸三錢　杜仲土炒三錢　片薑黃二錢
宣木瓜三錢　牛膝三錢　茯苓三錢　海桐皮二錢
炮附片一錢　桂枝尖

司如老衣嘴 三斗 水煎服

四肢麻木

金四十餘歲手足麻木條有筋掣手指攣手耳鳴面目皆麻脈六部沉濇氣至而血不止故麻血至而氣不至故木氣滞血凝故作疼

製黄芪 三斗 桂枝 米 黨參 二斗 炮附片 二錢

當歸身 三斗 勾藤 米 首烏 五斗 白蒺藜 八分

炙甘草 三斗 、甘草 斗

司如老衣嘴 三斗 清瓜 火錬 水煎服

手足不遂

王四十餘歲手足不遂今服健中和胃湯藥即止今又手足不仁

能以行動右脈大於左脈

黨參三錢　茯苓三錢　干薑五分　香附炙二錢

山萸炒五錢　施附片七分　當歸二錢　神麯炒錢半

首烏炙五錢　枳殼炒錢　桂枝八分　生草錢

引加生姜二片　小棗

手足不用

黃　四十餘歲左手足不用百日矣得推拿則爽左脈沉緩右脈大

巴戟天二錢　山萸炒五錢　黨參三錢　茯苓三錢

桑椹子五錢　枸杞三錢　當歸二錢　枳殼炒二錢

廣陳皮錢半　施附片五分　桂枝錢半　甘草錢

引加生姜三片　水煎服

四肢不動

何二十餘歲十一月下頦生瘡出膿後倏然四肢疼腫不能動

轉覔見热六脉沉数

海桐皮二钱　連翹三钱　羚羊角钱　防風二钱

条黄芩三钱　山支子三钱　威灵仙三钱　荆芥三钱

杭赤芍三钱　甘草钱

引加藿香少許　水煎服

四肢麻

李三十餘歲素虛心腎不交日久四肢麻覔出冷氣六脉沉微

製芪 白朮 茯神 炮薑
歸身三錢 焦朮三錢 棗仁炒研二錢 附尾米
桂枝尖三錢 甘艸十
引 桂尾 象黃 米 生薑 三片 水煎服

手足腫疼
何三十餘歲先惛寒壯熱忽然手足不遂發熱串疼依腫六脈
沉數
羚羊二錢 荊芥三錢 茯苓二錢 防風二錢
丁皮二錢 赤芍三錢 梔子炒研三錢 羌活三錢
甘艸十

同坭屋灰少許　棗枝一尺等　水煎服

鵞掌風

張四十餘歲房勞後手見風即手作癢起皮作疼痛作癢有濃三四年有餘諸方皆不能好忽得此方之治全愈

猪板油四斤用水浸　唐絿子一斤煑熟即山查連皮核同煑

共搗爛洗手後用前藥敷之敷後用火一烤一月即愈

胡三十餘歲房事後用凉水洗手一月有餘則手上作癢即起一泡破則有水不時又起滿手皆然其形若釘疼癢常服藥敷藥皆不見攻此方点之即愈

桐油二斤　皮硝一斤

共繳即用前藥点患處点後用火煑之饋乾再點數次不三五日則手中起泡之處此若下如釘自此而愈 前二方經驗故証之

折手足骨碎

張三十餘歲作泥水一近一日修理屋至高從上墜下將手足骨折碎服藥數藥皆不見功疼痛異常飲食不下二三日矣心甚怔忡忽得此方一剤而愈 攷記

小螃蟹 十數只 長流水石縫内最好

搗爛用好清酒一斤 煑滚浸螃蟹内熱即服之一時间周身出汗手足皆响而骨為疼止而一全愈

麓人孫氏醫案卷拾

山左歷邑麓人孫起舜纂述

男 壽亭 孫懋齡

侄 慎亭 修 叅訂

胸部

分數加減存乎其人

胸悶

俞五十餘歲勞碌食滯胸悶焦以咳嗽之症

陳皮三分 桑皮三分 麥冬三分 神曲炒 米

枳實炒三分 浙貝去心二分 山查二分 甘艸 分

引加生姜三片 水煎服

胸膈悶脹

徐七十餘歲素日有病非不貴不愈胸膈悶脹飲食不甜氣滯不遂脈六部沉緊

香附 炙 三錢　木香 片 錢　建神曲 二錢　麥芽 炒 二錢

枳殼 炒 三錢　砂仁 研 三錢　檳榔 片 三錢　甘草 錢

引加生薑三片　千香元 二錢　水煎服

胸疼

王五十餘歲瘟疫寒熱咳則胸疼兩脅不得臥臥則咳甚等症

香附 炙 三錢　青皮 三錢　小生地 五錢　檳榔 五錢

元胡 研 三錢　枳殼 炒 三錢　川玉金 研 三錢　柴胡 [illegible]

知母生二錢　甘草八分

水煎服

張四十餘歲感寒兩臂胸疼咳則更甚之症脈沉數

蔞仁五錢 炒研　生地五錢　麥冬五錢 去心　桑皮三錢 炙

枳殼三錢 炒　杏仁三錢 炒研　知母三錢　柴胡二錢

甘草一錢

引加生姜三片　水煎服

胸悶

張氏三十歲天癸過夜熱不寐口乾胸悶煩燥等症

前胡二錢　生地三錢　丹皮三錢　川貝母去心研

枳殼三錢炒 丹皮三錢 香附三錢 赤芩仁三錢
茯神三錢 甘草錢
引枳遺楷一尺寸 水煎服

胸悶便燥

年三十餘歲胸悶不舒以致胃脘結痞兼以不便干堅舌燥之症
干姜錢 枳實三錢炒 杭芍三錢炒 郁李仁三錢研
黃連三錢研 當歸三錢 香附五錢 山木香錢
甘草錢
引枳實二片 水煎服

胸悶食少

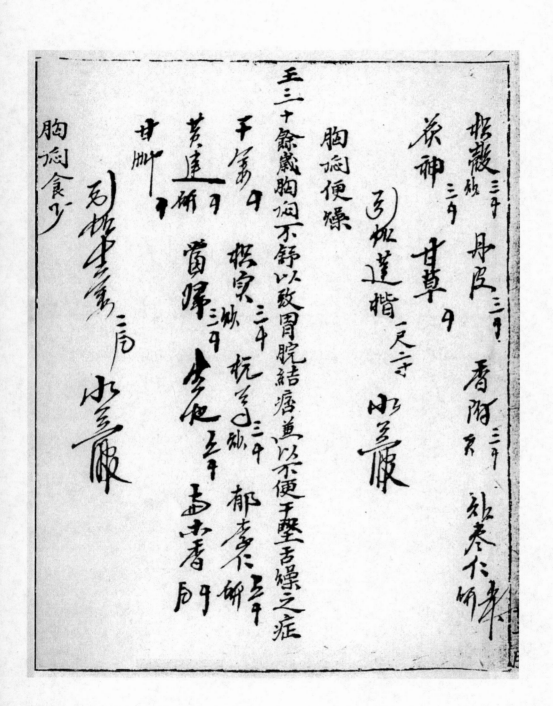

程五十餘歲痞悶氣滯知味氣而不欲食脈兩關沉滯大便干堅燥之症

香附米　蒼朮炒 三錢　神麯炒 三錢　杭芍炒 三錢

山查炭　川芎米　生地 三錢　枳實炒 三錢

陳皮 二錢　甘艸 錢

同 煨廣木 三分　陳香元 二錢　水三碗

胸悶心悸

朱氏二十餘歲前左脇疼服舒氣藥已止今四胸悶心悸食少六脈沉微而濡而遲

台參 三錢　陳皮 二錢　茯神 三錢　干姜 錢

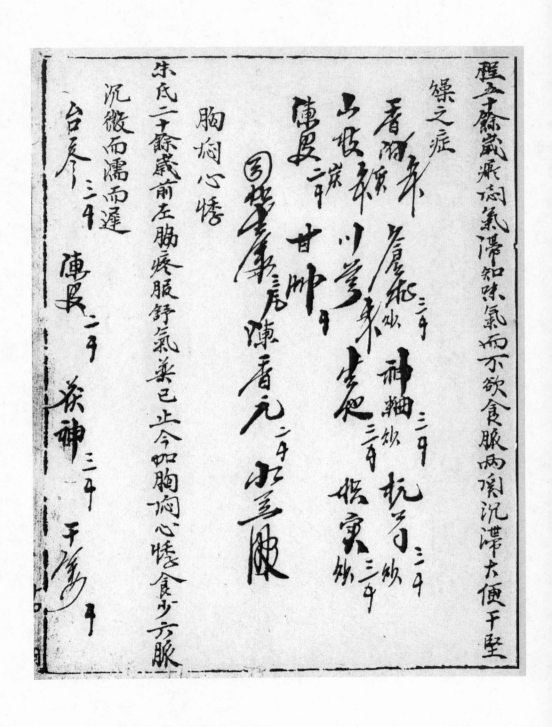

茅朮三錢土炒 半夏三錢炙 棗仁三錢炒 澤瀉二錢
枳殼三錢炒 甘草錢
引加生薑二片 水煎服

胸悶食停

李辛歲得氣思慮胸膈作悶食下即脹不寐六脉沉急疾
黃連錢炒 干姜八分 白芍二錢炒 半夏三錢炙
香附二錢炙 茯神三錢 陳皮二錢 枳殼二錢麩炒
山查錢 甘草錢
引加蓮揩一尺二寸 生薑三片 水煎服

胸膈若悶

孔氏三十餘歲喘悶欲嘔呼吸胸膈若痞脈沉數

姜仁三錢炒研　枳殼三錢去瓤　遠志三錢　香附三錢炒

桑皮三錢炒研　生地五錢　花粉三錢　川貝去心研

甘艸一錢

引加荸薺汁少許冲服

胸悶不舒

寡四十餘歲夫失半載東未不遂心憂愁思慮以致胸食少憎寒壯熱不寐六脈沉濇

香附三錢炙　當歸二錢炒　山梔炒　木　乾薑一二錢

六麯二錢炒　川芎二錢　茯神三錢　東棗香一錢后

枳殼炒三錢　砂仁研分　甘草錢

引加蓮梗二寸　水煎服

胸痞

陳三十餘歲出外感寒臥涼病甚當家忽清昏妄言胃脘高起略按疼甚六部沉微身不熱舌無多胎服瀉心大黄八錢服頭煎即厥加以干嘔口渴脈六部沉微而濇。

黄連研錢　半夏炙三錢　陳皮二錢　枳殼麸炒三錢

干姜錢　茯苓三錢　牡蠣粉二錢　甘草錢

引加生姜五三片　水煎服

胸膈噎痞

李氏三十餘歲胃痛食下噎服杏仁八分大便不行更痛六脈沉細

薑黄三分 蘇子三分 半夏製三分 南木香分

白朮麩炒三分 陳皮二分 枳殼麩炒三分 杭白芍酒炒三分

砂仁研分 甘草分

引生薑三片 千木衣三大片 水煎服

胸膈痰痛

王四十餘歲自覺膈有痰火痞痛脈沉緊而洪之症

竹茹三分 乾薑三分 黄芩三分 甘草分

杏仁炒研三分 枳殼去穰三分 川貝去心研二分

引加蓮稭八寸 水煎服

胸痞

李氏三十餘歲體胖素好氣食下即覺胸膈停住咽喉氣緊之症

薤白三錢 蒼朮炒三錢 枳實炒三錢 茯苓三錢

香附炙三錢 陳皮二錢 檳榔三錢 半夏炙三錢

黃連研三錢 杏仁研三錢 川朴炙炒二錢 甘艸錢

引加香元三錢 水煎服

王三十餘歲素多氣性燥今食下覺在胸膈蓄積阻塞不快燥喉緊脹嘔酸食無味不甜脉六部沉滑

南蘇子炒研三錢 茯苓皮三錢 枳殼炒三錢 香附炙三錢

炒麥研 三錢　旋覆花 四錢　檳榔 三錢　半夏炙 三錢

代赭石煅 二錢　南木香 錢

引加藕節 三塊　水煎服

胸膈如有物

李氏 三十餘歲素多氣胸如有物礙之症

蘇梗 二錢　麥木炒研 三錢　川貝去心研 三錢　杭芍炒 三錢

紫蔻研 二分　陳皮 二錢　枳殼去瓤 三錢　南木香 一錢

香附炙 三錢　桔梗 二錢　甘草 錢

引加蓮楷 二尺二寸　水煎服

胸痞

徐壻五十餘歲歷年至冬則胃脘作疼嘔吐服損利大多以致胸膈痞脹不堅和碗大而軟用手揆即下手起復現之症

黄連 炒 錢 半夏 炙 三錢 枳實 麩炒 三錢 白朮 土炒 三錢

干姜 錢 茯苓 三錢 白芍 二錢 陳皮 二錢

木香 南 錢 生草 錢

引加生姜 三片 陳香元 二錢 砂仁

氣乘作痛

徐氏五十餘歲多氣多鬱以致胸膈痞痛不欲食飲等症脈沉緊

香附 炙 三錢 枳殼 炒 三錢 檳榔 三錢 蘇梗 錢半

玉金 研 二錢 南木香 片 錢 神麯 炒 二錢 甘草 錢

引加蓮指　水煎服

胸膈痞悶

王氏四十餘歲心中不快以致胃悶不食畧食即脹之症

白朮二錢土炒　陳皮二錢　南木香一錢忌火　枳殼二錢炒

茯苓三錢　檳榔三錢　炙半夏三錢　甘草一錢

引加煨薑一塊　水煎服

胸膈疼

王氏二十餘歲孀居年餘素有心悸停飲之疾任性多氣偶而

而胸疼之則口噤暈悶欲死半時又安一日三五次不定畧飲畧

食益甚常欲人按脊背前曾服海沉破氣等劑似效發則益

甚又服歸脾補劑服下胸痞尤刻又按脈兩關沉緩
蒼朮炒二錢 枳殼麸炒二錢 茯苓二錢 木香一錢
烏梅三錢 陳皮炒 檳榔二錢 半夏製二錢
黃連研八分
引加椎乙仁十五粒 水煎服

左胸疼

王氏四十餘歲素吃大烟則作胸疼乍好乍歹服平肝破瘀等
劑則氣短倦怠又服寬胸舒氣劑即大便不爽飲食不甜
又服滋肝之劑即乾嘔咳嗽左脇上衝作疼疼不得
臥左關沉強弦餘脈緩

東洋參二錢　五味子五分　枳殼二錢炒　杏仁二錢研

南木香一錢　小橘紅一錢　寸冬三錢　天冬三錢

川厚朴一錢　香附米一錢炒　元胡一錢研　生草一錢

引加蓮揩二寸　水煎服

胸脘張滿

王五十餘歲一向飲食不甜又觸氣痳悶以致飲水胸脹滿惡心嘔酸小便黃赤等症

蒼朮一錢　半夏一錢製　枳殼一錢炒　炮薑二分

陳皮一錢　茯苓一錢　木香一錢　神曲五分炒

麥芽一錢　甘草五分

引加茸葉三分 水煎服

胸悶

趙氏四十餘歲素有脾濕飲食無節以致胸悶懶食鼻
口乾咽若痰聲醒則目眩食則兼嘔之症

菊花八分 蒼朮炒二錢 半夏炙二錢 枳殼炒二錢
蔞仁研二錢 陳皮末 蔻仁二錢 香附炙二錢
甘草一錢

引加藕節二塊 水煎服

胸不透氣

李氏三十餘歲平日胃寒刻下梅寒冷忽出房門被風喉中

若喰以致胸不遂氣若咳喉中不遂則言語氣短上下不接脈

六部沉细

蘇梗一錢　干姜五分　陳皮八分　桔梗八分

麥冬一錢　藿梗八分　當歸五分　半夏一錢

引加生姜二片　水煎

胸背串疼

王孀氏三十餘歲向有心悸胃脘不和之症胸疼[疼]則齒噤如死肩背脇肋衝串作疼兆欲人又手按心前服平胃降氣疏通等劑似效非效乍好乍疼胸咽如多艸之象

鶴虱一錢　茯苓一錢　黃連炒五分　史君子五个

陳皮 錢 麥冬 錢 烏梅 二枚 檳榔尖 三分
百部 分 雷丸 分 枳實 錢 炒
引加花椒 十粒 陳醋 少許 水煎服

胃痛

鍾女二十餘歲症現日晡寒熱醫以大黃下之以致胃痛噯氣不
得臥之症兼以心悸煩燥

茯神 三錢 當歸 二錢 遠志 三錢 香附 炒 二錢
棗仁 炒研 錢 生地 三錢 小艸 二錢 杭芍 炒 三錢
甘艸 錢
引加蘇苦葉 五分 水煎服

麓人孫氏醫案卷拾壹

山左歷邑麓人孫起舜纂述

男　壽亭　懋齡　參訂

侄　慎亭　修

分數湮滅存乎其人

右脇部

右脇疼

王氏七十餘歲右脇疼纏綿日久疼不欲食昔胖今瘦畧食甜則疼甚六脉沉細

臺黨參一錢五分　茯苓二錢　川連研錢　枳實炒二錢

焦於朮五錢　干姜錢　檳榔五錢　史君子十個

烏梅 五个

引加花椒 十五粒 水煎服

張氏四十餘歲右脇痞塊作疼咳則疼甚偶而寒冬寒過即汗不敢着手大便三日未行六脈沉急

柴胡 錢　香附 三錢　枳殼 炒 三錢　青皮 三錢

玉金 研 三錢　元胡 研 三錢　檉柳 五錢　酒軍 三錢

牡蠣 煅 二錢　梔仁 炒研 二錢

引加干香元 二錢 水煎服

施氏四十餘歲心事不遂遇氣加以感寒惱寒壯熱發散即解祇右脇作疼咳則疼甚氣喘咽有痰声六脈沉微面體瘦弱不

得卧眠

半夏炙三钱　香附炙三钱　玉金研二钱　枳殼去瓤三钱

白芍炒一钱　元胡研三钱　茯苓三钱　陳皮二钱

甘草五分

引加陳香元二钱　蓮稭八寸　水煎服

鄭十六歲初有憎寒壯熱食少熟軍五分發散等藥吐出如梨子核

核等晚間有紅色大便如漠如水但兩脇腹滿作疼不敢手按

不得卧不得轉側又服生軍六分　更不安逸面現青白脫瘦瘦

不便如前六脈沉軟而雜

半夏炙一钱　香附炙二钱　玉金研二钱　檳榔研二分

黃連炒錢　元胡炒三錢　枳實三錢　牡蠣煅二錢

桃仁泥研三錢　赤芍錢　甘草錢

引加萊菔一斤煎湯代之煎服

侯小兒數歲右脇一塊不日發熱日漸消瘦脈沉緊弦

內金二錢　蒼朮炒錢　黃連錢　枳殼三錢

谷芽二錢　君子十個　川軍二錢　胡黃連分

鱉甲炙二錢　生草錢　山查二錢

引加荸薺二個　萊菔

張氏三十餘歲感時氣寒熱右脇作疼咳喘疼甚之症

香附炙三錢　枳殼炒三錢　青皮二錢　桃仁泥研錢

元胡研三钱 玉金研三钱 柴胡一钱 甘草一钱

引加蓮指一尺三寸 水煎服

金女十六歲天癸不調三月來至右脇下一塊常作疼痛惜寒發熱無時飲食如常大便如醬色脈六部沉濇而大此係氣凝血滞運化失序升降乏為以致此症

香附炙三钱 茯神三钱 枝子炒一钱 桃仁炒研三钱

小橘紅二钱 枣仁炒一钱 神曲炒二钱 歸尾五钱

枳實炒三钱 澤瀉五钱 靈脂炙五钱 甘草钱

引加黑豆一百粒醋炒 水煎服

李二十餘歲素好酒着氣飲寒以致右脇作疼二十餘日未得疼止

所服破瘀舒氣開下消滯皆未見效疼連肩臂右半身不敢
咳嗽動搖反則易甚飲食不多二便調和六脈沉滯而緩
片姜黃 三錢 丁皮 三錢 元胡索 二錢 只實 炒 三錢
白芥子 炒 三錢 乳香 炙 柔 李仁 研 三錢 檳榔 五錢
南木香 錢 香附 炙 三錢 小橘紅 二錢 甘艸 錢
引加 水葉藤 五大片 [illegible]陽代水 水煎

右脇癰

杜 三十餘歲右脇脹疼服藥無效三月餘咳嗽倏吐出如膿碗餘自
覺爽快六脈沉微
生芪 五錢 杏仁 炒研 三錢 只殼 麸炒 二錢 陳皮 二錢

麥冬去心 三錢　桃仁去皮尖研　苡仁炒 六錢　冬瓜子
川貝母去心研 二錢　甘草 一錢
引加葧薺汁兑少許 水乙盞煎

脇癰

魏ㄗ十餘歲撲倒傷損右脇疼未得言論二三月脇疼不止皆以氣痞勞症論之又一月餘倏吐膿二三碗右脇輕爽但飲食不多咳嗆

脈沉細

生芪 三錢　麥冬去心 三錢　冬瓜子　陳皮
花粉 三錢　川貝母去心研 二錢　苡米生 五錢　桃仁去皮尖研 三錢
甘草 一錢

引加燈心 三十寸 水煎服

胸脇疼

王氏三十餘歲脇疼咳則胃脘兼疼痞脹頭暈噁心欲吐六脈沉濇

而雜

香附炙 三錢　只殼炒 三錢　干薑 錢　茯苓 三錢

元胡研 三錢　玉金研 三錢　黃連研 錢　半夏炙 三錢

陳皮 二錢　甘草 錢

引加生薑 三片　陳香元 二錢　水煎服

脇脹疼

楊氏三十餘歲脇疼兼胃脘前曾吐蟲服伏蟲藥疼今又復服作之

症六脈沉什

香附 炙 三錢 蒼朮 炒 三錢 枳實 炒 三錢 黄連 炒 錢

藿香 錢 陳皮 二錢 檳榔 五分 烏梅 六个

杏仁 研 四錢 甘草 錢

引 生姜 三片 蓮梢 兩寸 水煎服

脇瘀

錢氏四十餘歲素性好氣且先天氣壯固服藥仗姜等中间已好但

右脇上瘀不多自覺不快之症

香附 炙 三錢 玉金 研 三錢 枳實 炒 三錢 陳皮 二錢

白芍 炒研 半夏 炙 三錢 檳榔 四錢 青皮 三錢

甘艸分　降香分

引加生姜三片　水煎服

脇脹

黄氏三十餘歲性急兩脇脹疼吐血發熱日晡益甚之症

當歸錢　白朮土炒錢　枝子炒錢　丹皮錢

白芍炒錢　茯苓錢　柴胡錢　黄柏分

淅貝去心分　麦冬去心錢　桂梗分　甘艸分

引加陳香元錢　水煎服

脇疼

周三十餘歲忽然從高墜下惡血留於脇下疼痛不可忍此係傷損

肝經肝為血海積滯於内而不運行以致脇疼之症治宜破瘀
平肝瘀泻為要
柴胡二钱 桃仁二钱炒研 川芎三钱 姜根二钱
當歸三钱 延胡二钱 山甲炙钱 青皮二钱
甘草钱
引加苔菜根三个 水煎服

左脇疼

李五十餘歲左脇作疼憊小腹前皆脹青皮五金元胡大黄莪蒁
疼者更甚余診六脈沉軟係陰虚肝燥以致是症
首烏炙五钱 柴胡八分 龜板炙三钱 甘草钱

白芍炒三錢　當歸二錢　川楝子炒三錢

引加海吞三錢淡吳萸　二三劑而全愈

鄒氏二十餘歲逆氣則脇兼胃脘作疼惡心不大便平胃温中下劑皆

不得入口夜甚於晝六部沉細

當歸三錢　牡蠣二錢煅粉　石決明三錢　鼈甲四錢炙

白芍三錢炒　瓦楞子三錢煅　吳茱萸二分炒　桃仁二錢炒

茯苓三錢　半夏三錢炙

引加醋少許　水煎服

秦二十餘歲時氣瘧瘟病後未復元忽而左脇作疼數日舒泄兼

甚多內有當歸白芍各三錢又吐出水紅兼白似痰非痰嗽則吐

夜不得眠左關脈數大

桃仁二錢炒研 香附三錢炙 枳殼二錢炒 蒲黄末

五金三錢研 元胡二錢研 赤芍三錢 甘艸錢

引加藕汁少許 水煎服

曹氏二十餘歲自產前得左脇疼產後月餘又疼脈沉緊而細

當歸二錢 桃仁三錢炒研 青皮二錢 香附三錢炙

赤芍二錢 枳殼三錢炒 柴胡末 元胡三錢研

甘艸錢

引加陳香元二錢 水煎服

右脇疼

張氏三十餘歲素有嗽咳舊症倏而右肋作疼咳則尤甚日晡
憎寒壯熱飲食不思倦怠弱痰多易吐六脉沉細
當歸二錢 白朮炒三錢 柴胡錢半 骨皮三錢
白芍炒三錢 前參二錢 丹皮三錢 香附炙二錢
玉金錢二錢 元胡錢三錢 甘草八分
引桑葉三片 竹葉

癥積塊

一女十五歲右脇下一塊發熱食少腹疼前服開下疼減熱退八分塊得活軟
六脉沉
生地二錢 歸尾二錢 桃仁三錢 丹皮三錢

明粉五分 醋年三分 牡蠣二分 枳實二分

三棱三分 甘艸分

引加生姜三片 水煎服

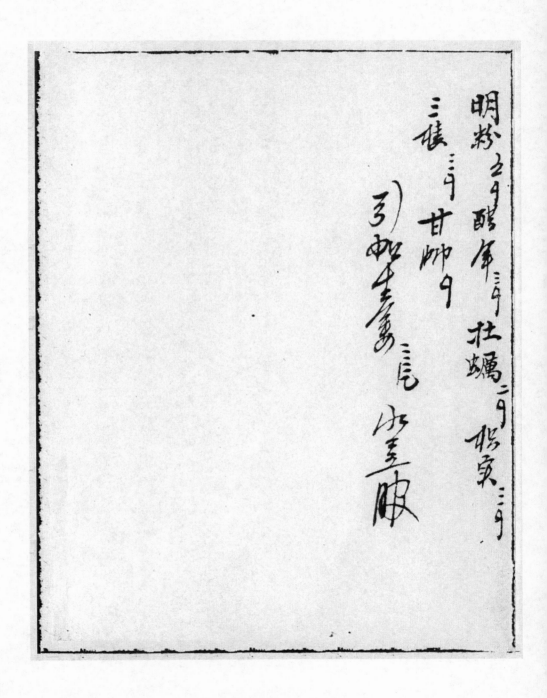

脇脉

兩脇疼痛。脉尤雙弦。緊細弦者。多怒氣偏。沉濇而急。痰瘀之徵。

雙弦者、肝氣有餘、肝脉急而脇下有氣、支滿、引小腹而疼、時小便難、苦目眩、頭疼、腰背重、足冷、婦人月水不來、時無時有、沉濡濇散其色澤者、當臨溢飲多飲水而延溢入肌膚腸外、或兼、搏手堅急、面色不澤者、瘀血也、或因墜墮使然、

孫氏醫案

第陸

乳

臍腹

腹滿

積聚

麓人孫氏醫案卷陸本

麓人孫氏醫案卷拾貳

山左歷邑麓人孫起舜纂述

男 壽亭 孫懋齡

侄 慎亭 懋修 參訂

乳部 分數加減存乎其人

乳癰

劉氏三十餘歲乳房紅腫堅硬疼痛憎寒壯熱頭痛此乃欲成乳癰症也係陽明厥陰二經風熱壅盛故現是症

青皮三分 當歸二分 淅貝去心二分 花粉二分

白芷二分 柴胡五分 姜蠶炒二分 双花五分

荆芥钱 防風钱 羌活二钱 甘艸二钱

引加蓮楷一尺寸 水煎服

黄氏三十餘歲素日好氣怨忿鬱悶以致厥陰之氣不行竅不得通陽明之血沸騰於内故作乳癰之症

瓜蔞實五钱炒研 青皮三钱 橘葉九片 貝母三钱

煅石羔三钱 没藥炙 皂刺二钱 当归二钱

甘艸節钱

引加生薑三片 水煎服

吹乳

王氏二十餘歲乳房被（破）兒口中氣吹以致乳管不通結成硬核疼痛等症

瓜蔞實（炒研）五錢　當歸二錢　乳香（去油）一錢　没藥（去油）一錢
皂角刺一錢　姜蚕（炒）一錢　白芷一錢　甘草一錢
引加葱寸　水煎服

乳巖

李三十餘素旧性急多怒傷損脾肝以致乳房結核如圍棋子大不疼不癢五七年矣今已潰破空玲瓏洞竅深陷有如山巖之象

黨參三錢　當歸二錢　川芎一錢　白芷二錢
黄芪三錢　杭芍（炒）三錢　防風一錢　桔梗二錢
枳殼（炒）三錢　官桂一錢　木通二錢　甘草一錢
引加橘葉一錢　烏藥一錢　水煎服

張氏三十餘歲素日心事不遂憂愁瘀悒朝夕積累肝氣橫逆以致乳
根結核不痛不癢肉色不變夜間發熱等症治宜舒(舒)肝散瘀瘀爲要耳
当归三錢　白芍炒三錢　柴胡二錢　丹皮三錢
杭芎炒三錢　茯苓三錢　山梔炒三錢　骨皮三錢
甘草錢
引加藕三塊　水煎服

妬乳

呂氏二十餘歲忽乳頭生細瘡日久纏綿不愈
防風及　元參三錢　白斂錢　杏仁炒及
升麻錢　白芷炒二錢　芒硝錢　川芎三錢

甘艸一分 射干二分

引加生姜三片 水二盞服

外以鹿角甘艸共末鶏子黃調銅器內製敷之

乳懸

陳氏二十餘歲產後忽乳房細小下垂長過於腹此瘀血上攻症也

當歸五分 川芎三分 桃仁泥三分 紅花二分

水二盞不食服之

乳汁不行

張氏二十餘歲產後乳汁不行此因瘀血停留氣脉壅滯故有乳汁不行之症

白芷一分 王不留行五分 花粉一分 漏蘆根尾一分

引加猪蹄一个 水三服

外用葱白煎湯時時淋洗以通其氣乳自下矣

乳汁暴湧

王氏二十餘歲產後乳汁暴湧不止此乃氣血大虛症也

黄耆三钱 白芍三钱 當歸三钱 川芎一钱

白朮炒三钱 蔡参三钱 杭芍炒三钱 熟地五钱

甘草一钱

引加生姜三片 水三服

石乳作疼

鈕氏六十餘歲石乳作疼、內似腫非腫之症

公英三钱　青皮三钱　川貝研二钱　土通三钱
瓜蔞實杵三钱　枳殼炒三钱　陳皮一钱　通草一钱
引加蓮梗一尺寸　水煎服

裴氏三十餘歲石乳腫疼不敢近手
乳腫作疼
香附炙三钱　公英五钱　瓜蔞五钱　枳殼炒三钱
青皮三钱　通草二钱　土通二钱　玉金研三钱
引加荷葉一塊　水煎服

白氏二十餘歲乳腫硬不疼二三月似疼非疼
乳硬

陳皮二錢　當歸三錢　生地三錢　青皮二錢

白芍二錢　川芎一錢　香附炙三錢　半夏炙三錢

貝母研二錢　桔梗一錢　山梔研三錢　甘草一錢

引加生薑三片　水煎服

乳汁不行

呂氏三十餘歲乳汁不行因去血過多少不行故也

杭芍三錢炒　當歸五錢　生地三錢　川芎二錢

木通一錢　王不留行二錢

引加猪蹄一個　水煎服

乳多

王氏二十餘歲見食少乳多欲迴其乳
紅花二分 赤芍二分 歸尾三分 牛夕錢
水煎服
王氏新產乳內結塊疼
公英五分 通草三分 玉金研錢 枳殼炒二分
瓜蔞五分 青皮二分
引加鮮姣〻丁五分 水煎服
斷乳
任氏三十餘歲今無見食乳欲斷其故用
麥芽炒兩 紅紬二分

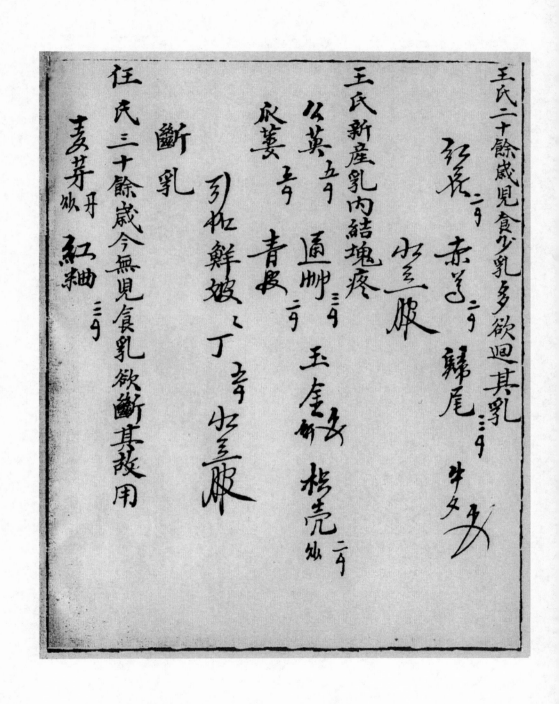

水煎作茶服之

一女二十餘歲今無子斷乳方

當歸三錢 [illegible]三錢 麥芽炒一兩 川芎三錢

水煎作茶服之

麓人孫氏醫案卷拾叁

山左歷邑孫起舜纂述

男 壽亭 孫懋齡
侄 慎亭 孫懋修 參訂

臍腹部

分數加減存乎其人

腹疼

靳氏三十餘歲產後五日惡露即不時腹疼乍輕乍重今至二月有餘忽然大熱疼小腹兼脇滿腹作疼微腫憎寒壯熱不時腹脹着手即疼起臥不定晝疼不安脉右關沉滯

香附炙三分 歸尾五分 玉金研三分 靈脂炒丹

元胡研三錢 枳殼去穰三錢 炮姜八分 青皮三錢

紅藍花三錢 桃仁炒研三錢

引加生姜三片 水煎

鄭 十六歲忽然腹疼脹服潤燥下行藥兼五行丸三粒所下堅塊

如梨子大五六枚紅色畧得安靜腹脇近手可按仍重按即疼

六脉沉濇而活潑

干姜錢 香附炙三錢 枳實炒三錢 桃仁炒研三錢

黃連研錢 元胡研三錢 玉金研三錢 明粉三錢

牡蠣煅三錢 木香錢 甘草錢

引加水萊菔斤切片 水煎

王氏三十餘歲有時發熱服黃連黃芩等藥熱即暫退仍胃脘左脇滿腹作疼悶脹不食大便不爽右脉沉大而雜

香附三錢炙 蒼朮三錢炒 檳榔三錢 陳皮二錢

枳實三錢炒 川朴二錢 杏仁三錢研 黃連錢研

干姜錢 甘草錢

引加水葉蘆根切片 水煎服

路女二十餘歲腹疼日久不甚忽然熱腹脇皆疼尤甚

香附三錢炙 当归五錢 只殼三錢去瓤炒 杏仁三錢研

元胡三錢研 五靈脂八錢炙 官桂二錢 甘草錢

引加生姜三片 水煎服

張氏三十餘歲向来舊疾胃脘作疼自年前迄今三月有餘滿腹兼腰不时疼痛無有止时天癸如常胸下消尅服之不少皆是病藥兩塗毫無微效現今在春面色枯白身欲瀉而不顧直餘食平平二便如常六部沉細不齊余切係胃蛔為消尅過甚傷于中宮以致胃蛔不安故現是症

台參三钱　茯苓二钱　苦參三钱　边桂一钱研

白术三钱炒　烏梅五个　檳榔三钱　半夏三钱炙

甘草一钱　川椒十粒　陳醋半茶盃　水煎服

忽然腹疼

許三十餘歲向来不足加以南臍忽然腹疼脹欲多食不敢圍臍作疼大便少常小水微短 麓 脉右關沉緩此緣平日脾濕不足加以停飲不化故現腹脹之症時在五月上浣

扁豆 生研 一錢 甜杏仁 研 二錢 澤瀉 八分 木香 磨 八分

茯苓皮 冬瓜皮 五錢 紫蔻 研 二分 小橘紅 一錢

薤梗 一錢

引加生米 蘿蔔皮 三錢 鮮荷葉 七分 水三碗

腹脹疼

劉四十餘歲滿腹作疼略按疼痛更甚

只實 炒 三錢 香附 炙 三錢 李仁 研 四錢 木香 磨 一錢

枸杞 五錢　元胡 研 三錢　陳皮 二錢　六曲 炒 二錢

甘艸 錢

引加生姜 二片　水煎服

孔氏三十餘歲素有胃脘疼今天癸過期以致胃脘兼腹作疼兼脹服平胃等湯已瀉而疼不止兼嘔吐不食畏熱思冷脈兩關沉滑

陳皮 二錢　半夏 炙 三錢　枸杞 五錢　桃仁 炒研 三錢

茯苓 三錢　枳實 炒 三錢　木香 研 四錢　東膳 炙 四錢

甘艸 錢

引加陳香元 二錢　水煎服

腹脹

陳三十餘歲腹脹即愈所下數次之糞調稀不匀前藥畧有補性

又下糞以紅白痢後重腹疼六脉沉急

蒼朮炒三錢　茯苓皮三錢　猪苓二錢　枳殼炒三錢

陳皮二錢　厚朴三錢　枳實炒五錢　當歸三錢

檳榔二錢　木香錢　首烏炙五錢　薏仁炒研三錢

引用水煎服　千尼水煎服

張四十餘歲前服藥已消九分半但大便稠稀不常日夜數次時下並

無利藥六脉沉細而急

台參三錢　茯苓皮三錢　猪苓二錢　腹毛三錢

焦朮三錢　冬瓜子研三錢　蒼朮炒三錢　木香錢

澤瀉三錢 廣陳皮五分

引加干薑皮五分 當流水煎服

陳 三十餘歲因前服李仁檳榔五分車前子稀糞十餘次微有喘喙

能食夜渴似惓脹可退三分六脉沉軟不敢再下

蒼朮炒三錢 茯苓三錢 冬瓜皮五錢 猪苓三錢

陳皮二錢 澤瀉三錢 車前子六分 香附炒三錢

玉金研三錢 蘇梗二錢 大腹皮三錢

引加水萊菔十片 水煎服

黃 四十餘歲自九月初旬病疫即愈條至九月廿五日食搐子昏厥

後腹作脹所服之藥大黃朴硝雖瀉病不見減不時厥逆昏

死左脇作疼上衝前八味金匱腎氣湯服之無效服利藥更渴亦脉
沉緩而和目語尚得有神
腹皮三錢　茯苓三錢　豬苓三錢　檳榔二錢
萊菔炒研三錢　澤瀉三錢　枳殼一錢　杏仁研
車前子　木香一錢　冬瓜仁五錢研
另用水萊菔二斤搗汁並湯代水煎服
連成六十餘歲因小便水騷瘠所服涼劑三五服自斯至後則食下撐
脹臥則稍可起則更甚晝夜相同所服皆用平胃枳朴等劑不
但不愈更覺倦怠無力
白朮一錢　茯苓三錢　半夏姜三錢　橘紅三錢炒

焦朮二錢 陳皮二錢 木香錢 縮砂[illegible]

甘草三分 引桃橘并一角 水煎服

斷三十餘歲病後飲食罔禁胃脘肚腹作脹小便利大便和畧食

即甚

臺參三錢 縮砂二錢 枳殼炒三錢 陳皮二錢

焦朮三錢 黃連薑炒錢 木香研四錢 木通二錢

甘草錢

引桔水葉蔴斤切片 蓋湯蓋水服

腹疼脹滿

裴氏二十餘歲日作寒熱交作今冷汗寒熱已止但腹疼脹滿畧按即疼用麸熨之少安六脈沉細

蒼术三錢炒　枳實三錢炒　艸叩一錢炒研　香附三錢
陳皮二錢　檳榔五錢　炮姜一錢　木香一錢
青木二錢炒研　甘艸一錢
引用生姜三片　水煎服

腹疼發熱

孫小女九歲素日强壯偶而腹疼身熱約用發散舒通之劑大黄加至五錢　明粉二錢　大便點點滴滴不多腹更脹不敢着手口渴夜甚五六日即形瘦不能起卧常欲人手按胸脘不動有覚心悸前藥去大黄

平胃解郁平胃和但大便硬糞仍發熱懶言懶食飲水欲熱

薑半夏 白朮錢 枳殼炒錢 川芎錢

炮蒼朮 茯苓錢 陳皮錢 甘草錢

引加生薑二片水煎服

後漸愈但二退無力服八味丸則全愈

腹疼懶食

張氏二十餘歲腹疼懶食三月有餘右肋一塊不特作疼兼有咳嗽日晡

寒熱食即作脹

蒼朮炒三錢 枳實炒二錢 茯苓三錢 木香錢

陳皮二錢 檳榔三錢 半夏炙三錢 桃仁去皮研三錢

青皮五分 炒　边桂八分 研　旋覆花　甘草

引加西瓜子仁三錢 粒　水煎服

臍腹疼

劉　五十餘歲體素弱善酒多歡多氣臍腹起一塊常疼服藥甚多五月久矣痕損不甚形將為勞余胗兩脈芤大而細此乃血燥兼瘀之症也

生地五錢　桃仁三錢 炒研　玉金三錢 研　毛根五錢

麦冬五錢 去心　杏仁三錢 去皮研　金鈴三錢 研　葦根廿寸

引加鴉片烟三釐　水煎沖服

鍾　五十餘歲因事怒不遂肚臍作疼不得卧寐嘔吐水前有南醫皆

用參芪姜附桂萸獻之稍有煩燥皆無妙效　余診高年脉弱況微但疼處畧按疼甚大便素日四五日一行今以五日未行大便更服遂參一二兩亦無效更甚昏

蒼术三錢　枳實三錢　麥芽一錢

陳皮二錢　檳榔三錢　川朴一錢

茯苓三錢　半夏三錢　甘草一錢

引粮未三錢　水煎服

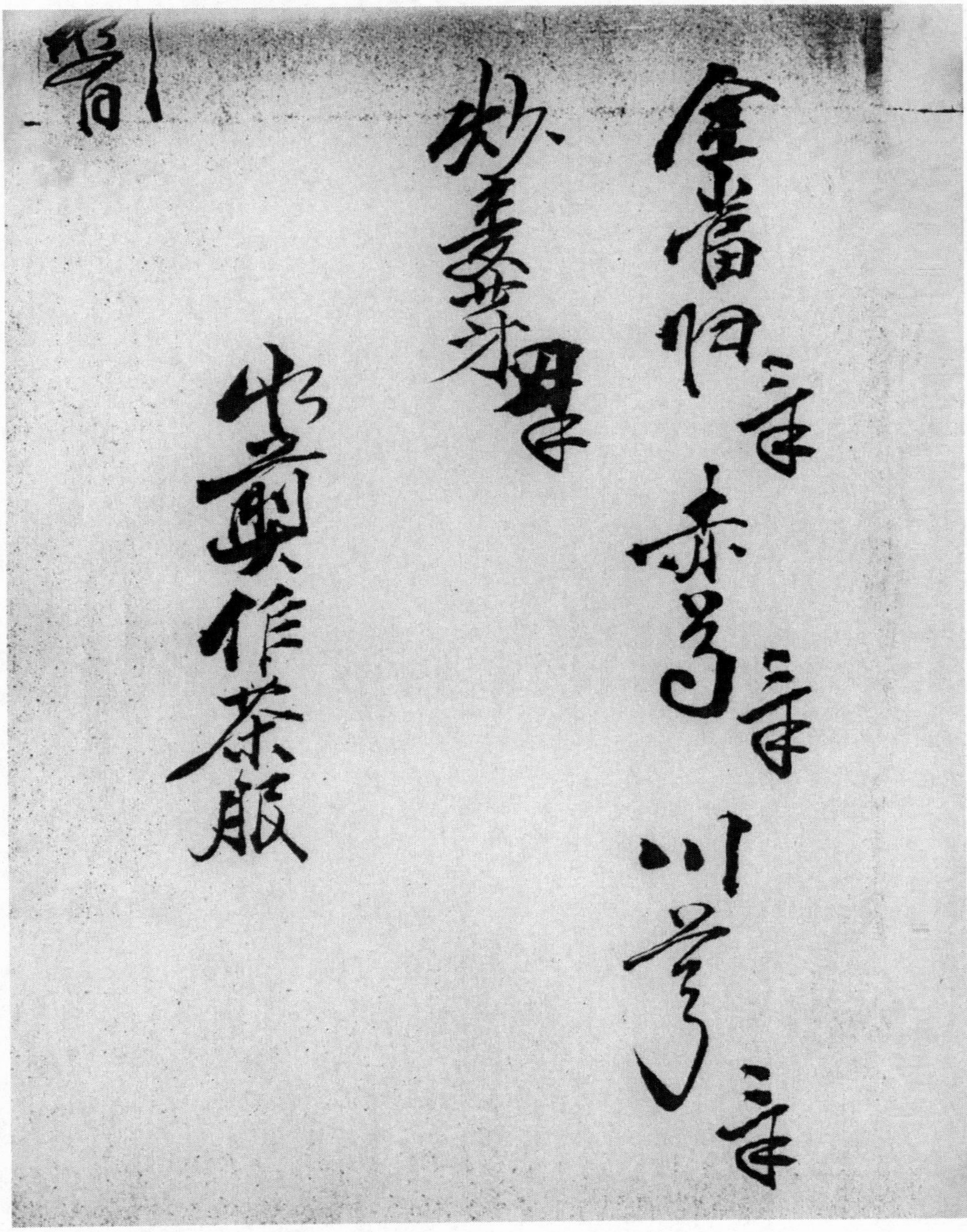

全當归三钱　赤芍三钱　川芎三钱
炒麦芽四钱
水煎作茶服

用大棗粳米以解其反

麓人孫氏醫案卷拾肆

山左歷邑麓人孫起舜纂述

男 壽亭 孫懋齡 參訂

侄 慎亭 修

腹滿部

分數加減存乎其人

腹滿

錢三十餘歲腹中寒氣雷鳴切疼胸腹逆滿嘔吐

炮附子 [illegible] 二錢 半夏 [illegible] 三錢 炙甘草 三錢

引加大棗十枚 粳米一升 水煎服

李二十餘歲胃氣不平時脹欬不能食

附子五分 炮　厚朴二錢 薑汁　陳皮二錢　干姜二錢
當歸二錢　吳萸三錢　枳實三錢 炒　蜀椒 研　炒黑
甘草一錢
引加生姜三片　水煎服

中滿

張氏四十餘歲中滿熱脹
厚朴二錢 薑汁　枳殼三錢 炒　干薑五分　澤瀉二錢
黃芩五分　白朮三錢 土炒　茯苓三錢　吳萸五分
半夏三錢 制　黃連一錢　豬苓二錢　甘草一錢
引加生姜三片　水煎服

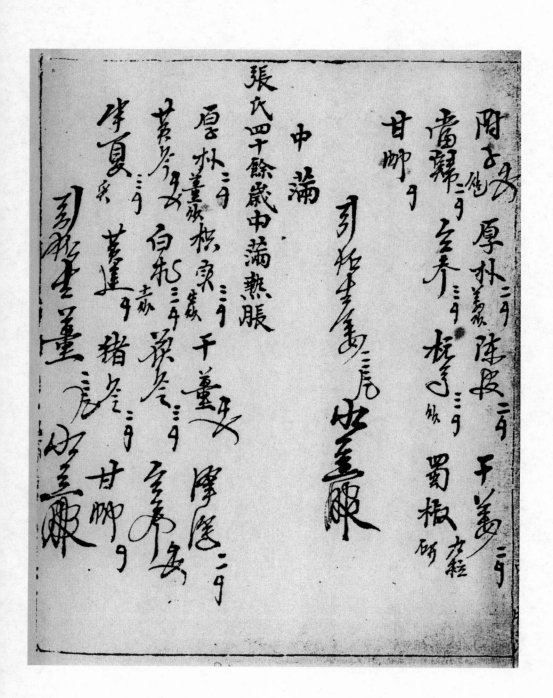

中滿

黄五十餘歲中滿寒脹、

干薑炮三分　半夏泡三分　茱萸二分　木香一分

茯苓三分　川連炒　厚朴炒二分　草叩皮

陳皮　澤瀉二分

引加生薑五片　[illegible]服

腹脹滿

趙氏多氣脾虛不化以致小腹一塊自漸盤益大似脹似塊不能食飲

服五苓李仁消丸三[illegible]大小便仍不順利惟用巴豆丸三粒行泉

三五次腫脹已減脹上截留腹忽鼓來忽退總在小腹堅脹不

腿日晡脊背憎寒撑脹欲人擊之方睡六脉沉细替歷脉路係脾虚冷寒不得温和資生之症必得建中逐寒之方以治

乾姜三錢　茯苓三錢　杭芍三錢　焦實錢 炙

吳萸錢　烏藥三錢　陳皮 炙 夏 生　砂仁錢

肉桂 研 錢　澤瀉錢

引加枇杷灰大三錢　常流水煎服

麓人孫氏醫案卷拾伍

岩歷邑麓人孫起舜纂述

男壽亭　孫懋齡　叅議

侄慎修　抄訂

積聚部　分數加減存乎其人

積聚

葛四十餘歲嗔怒強食肝木犯土腹疼發此有形緩則泯然無跡氣下鳴響皆木火餘威乃瘕疝之屬攻伐消導光變腹滿以虛中挾滯最難速功近日痛瀉恐延秋痢

丁香研分　莪朮二分　白豆炒三分　甘艸分

厚朴二錢薑炒 陳皮錢 益智炒二錢

引加陳香元錢 水煎服

虛中夾滯

呂 五十餘歲 下午倦甚 暮夜疼發 陽微陰濁 乃路用溫通陽明法主之

黨參二錢 茱萸二錢 半夏二錢 甘艸錢

茯苓三錢 白芍炒三錢

引加生薑汁六匙 水煎服

寒積

王 三十餘歲 腹疼堅滿 不可忍 此係寒氣成積成也

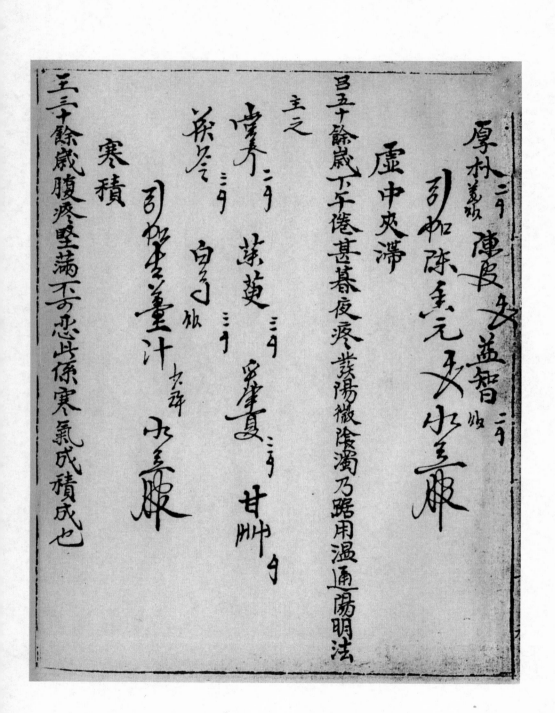

木香分　戎鹽分　三稜二分　莪朮二分

厚朴二分炒　枳實炒三分　干薑分　甘草分

引加生姜三片水煎服

血積

張氏三十餘歲小腹一塊不時作疼此乃血結積成積症也係寒客胞門月事不來結為血積之症也

當歸三分　熟地五分　蘓木三分　貝母分

三稜二分　炮廣茂分　木香分　肉桂分

紅花分　血竭末分

引加黃酒大杯水煎服

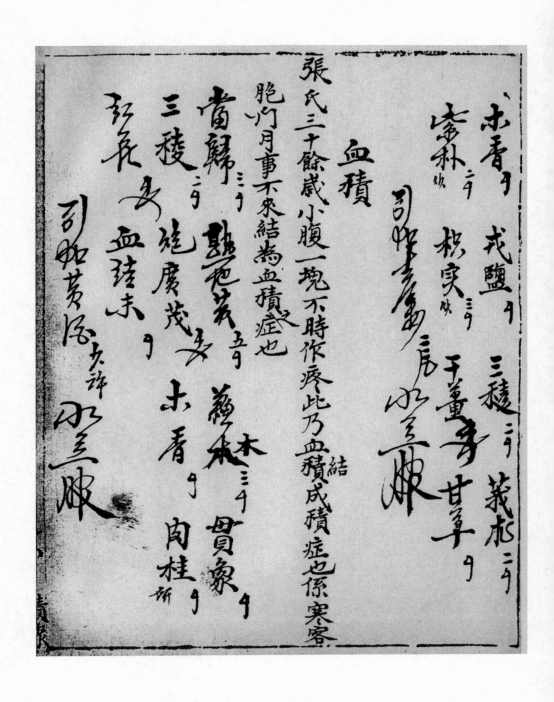

氣結

白四十餘歲瘧邪久留結聚血分成形仲景有緩攻通絡方法宗但瘧母必在脇下以少陽厥陰表裏為病今脈(脉)弦大面色黄滯腹大青筋皆露頸脉震動純是脾胃受傷積聚内起氣分受病痞滿勢成與瘧母邪結血分又屬兩途經年病久正氣已怯觀東垣五積必疎補兩施蓋純攻為宜

生於朮三錢 雞肫皮五錢 川厚朴姜炒二錢

新會皮二錢 川黄連研一錢 生香附一錢

引加生薑汁六錢 山查炭

脾聚

蔣四十餘歲病後食物失和腸中傳道失職氣滯釀湿瘀而成熱六腑滯濁為之聚昔潔古東垣輩於腸胃宿病每取丸劑緩攻當倣之

黃連薑汁 五錢　蘆薈 五錢　雞肫皮 一兩　南查 五錢

木香 五錢　青皮 一兩　萊菔子炒 五錢　紫朴 五錢

甘草湯 二錢

共為細末蒸餅為丸如桐子每晚服滾水下忌生冷

伏梁

張四十餘歲伏梁病在絡日後當血凝之慮脉數左大是其徵也

紫朴薑汁 二錢　青皮 一錢　當歸 一錢　五金 一錢

萆薢三錢 茯苓錢 澤瀉錢 甘草八分

引加黃風五劑 水煎服

食積

陳左六歲 濕勝脾胃 食物不化 腸腑不通 熱氣固瘀 當進和中 忌日

勞爭不致變症

蒼朮三錢炒 枳實三錢炒 黃芩二錢 萊菔子三錢炒研

陳皮二錢 白朮三錢土炒 白芍二錢炒 雞肫皮三錢

甘草錢

引加生薑片 水煎服

痰積

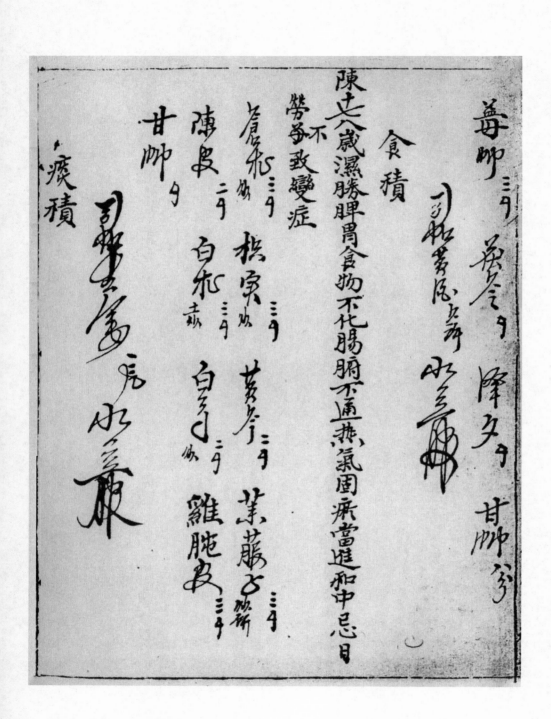

吴四十餘歲右脇有形高突按之堅疼此屬瘕痞非若氣聚凝瘕
難以推求然病久僅阻在脉須佐針刺宜通正在伏天宜商
真蛤粉 炙 白芥子 二分 炒研 瓜蔞皮 三分 黑栀皮 炙研
製半夏 錢 三分 川玉金 研 三分 小橘紅 二分 干姜皮 炙
生香附 分
引鮮生薑 三片 煎 水二服

血凝絡

曹氏三十餘歲腹中一塊着而不移是為陰邪聚絡六脉弦強緩難以五
積肥氣攻治大旨以辛溫入血絡治之
當歸鬚 三分 元胡 研 二分 官桂 分 橘核 研 二分

青皮錢　甘草錢　薤白錢
　引加生姜一片水煎服
血傷氣聚
王氏五十餘歲腹中堅大日久不消此乃寒氣客于下焦血氣閉塞
久成石瘕
炮付子二錢　紫石英三錢　油桂錢　延胡二錢
鬼箭羽三錢　澤瀉二錢　檳榔三錢　木香錢
炒桃仁研三錢　三稜三錢　血竭錢　沉筆三錢
　引加陳香元片水煎服
血聚

王三十餘歲騎射馳驟寒暑勞形皆令臟腑氣受傷三年來右脇胸
形高微突而痛脹疼無形久則形形堅以硬是而病也氣結在
經久則血傷入絡蓋經絡係于臟腑外廓猶堪勉强
支撑但氣純血滯日漸瘀痺而延癥瘕怒勞努力
氣血交乱病必旋發故寒温消剋理氣逐血總之
未能講究絡病工夫考仲景於勞傷血痺諸法其通絡方法每取
蟲蟻迅速飛走諸灵俾飛者升走者降血無凝着氣可宣通
與攻積除堅徒入臟腑有間録法備參末議

蜣螂虫五分　䗪虫五分　當歸須炙五分　枯艸三分
川芎尾炙　生香附三分　生牡力炙　木香分

引加姜原湯少許水煎服

脾積

張四十餘歲胃脘一塊大如盤痞塞不通背痛心痛飢減能見腹滿吐瀉四肢不收飲食不化肌膚足腫肉消導等症脉浮大而長此痞氣症也

三稜三錢　陳皮二錢　蘿蔔子　安邊桂研錢

莪朮三錢　青皮三錢　桔梗二錢　益智仁二錢

香附米三錢　甘草錢

引加姜原湯少許水煎服

肝積

王三十餘歲左脇下如覆盃一塊有頭足久不愈咳逆兩脇疼牽引小腹作疼足寒轉筋憎寒壯熱脈弦而細此乃肝經肥氣症也

當歸 三錢　三稜 二錢　青皮 三錢　柴胡 二錢

梹子 三錢 炒　莪朮 三錢　香附 三錢 醋　陳皮 二錢

厚朴 二錢　廣茂 二錢　甘草 錢

引加川椒十五粒 水煎服

肺積

孫氏三十餘歲右脇一塊大如覆杯氣逆背疼少氣善忘目瞑膚寒皮中時疼如虱緣針刺咳嗽喘等症脈浮數而毛此乃肺經息賁症也

海石粉 三錢　陳皮 三錢　紫菀 五錢　覆花 五錢

白豆蔻研三分　射干五分　桔梗三分　桑皮錢
白芥子錢五分　石鹼二分
共為末水泛為丸每早服一錢滾水送下

心積

李四十餘歲心下至臍下一塊大如臂胸心煩腹熱咽乾等症此乃心經氣
血兩虛以致邪留不去邪不外血與痰火鬱則積聚不散故現此症
脈沉而芤
玉金研三分　乳香去油錢　當歸三分　赤芍三分
靈脂炙五分　沒藥去油錢　元胡研三分　遠志炒三分
菖蒲錢　茯神三分　牡力煅二分

引加丹參三錢水二盅

腎積

鹿二三十餘歲小腹一塊上至心若豚狀或上或下無時飢見飽減小腹急腰疼口昏骨冷失不已喘逆骨痿少氣等症脈沉而急此必奔豚症也

小茴香二錢 厚朴二錢薑製 茯苓三錢 菖蒲一錢

練子肉去 莪廷一錢 陳皮二錢 元胡三錢研

三稜三錢 莪朮二錢 烏藥五分 边桂一錢研

引加牡蠣粉一錢水二盅煎

瘕積

金女十六歲天癸三月未至右脇一塊如碗常依疼痛憎寒發熱無時飲

食少常大便少醬色六脉沉濇而右長大

三稜 三分 归尾 五分 枳实 去瓤 三分 香附 炙 三分

蓬术 三分 桃仁 研泥 三分 酒军 五分 元胡 研 三分

灵脂 炙 五分 乳粉 炙甘草 分

引加 醋炒黑豆 一盅 水煎服

癥積

王女十五歲右脇一塊發热食少腹疼前偏下疼减热少退塊渴活

軟六脉沉

生地 五分 桃仁 研泥 三分 丹皮 三分 三稜 三分

归尾 五分 元明粉 五分 枳实 去瓤 三分 酒军 三分

牡蠣粉二斤 甘艸斤

引用生薑三片 水煎服

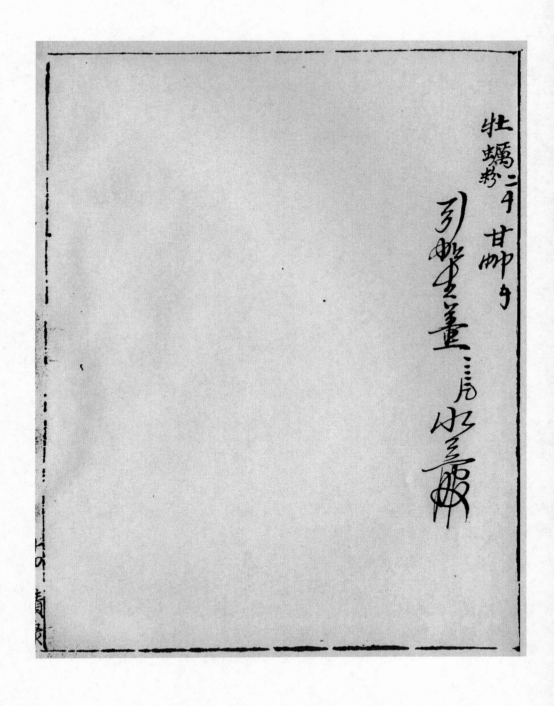

孫氏醫案

第柒

肺癰
肺痿
咳嗽
哮喘

麓人孫氏醫案卷柒本

卷拾陸 肺癰

卷拾柒 肺痿

卷拾捌 咳嗽

卷拾玖 哮喘

麓人孫氏醫案卷拾陸

山左歷邑麓人孫起舜纂述
男壽亭孫懋齡
侄慎亭孫懋修參訂

分數加減存乎其人

肺部

肺癰

杜三十餘歲胸内脹疼服藥無效三月有餘咳嗽條吐出如膿碗餘
自覺爽快脈六部沉微

生地五錢 杏仁三錢炒研 炒枳殼二錢 陳皮二錢
麥冬三錢 桃仁二錢炒研 薏米仁五錢 雙花[illegible]

川貝二錢去心研　甘草一錢

引加荸薺汁一杯　水煎冲服

肺癰

李四十餘歲咳嗽傷肺胸内作疼未得言論二三月胸疼不止皆

以氣痞勞症論之又一月餘條吐膿二三碗胸内輕爽但餘毒未

多咳嗆六脈沉細

生芪五錢　麦冬三錢去心　川貝二錢研　葦莖

花粉三錢　杏仁三錢炒研　陳皮二錢　薏仁五錢炒

甘草一錢

引加竹心三十寸　水煎服

肺花瘡

馮六十餘歲似蒸勞病咳嗽常有氣不暢舒操家心急條咳有聲無音頭汗食少日晡寒熱咳吐膿痰紅色此肺頁透氣脈六部不齊而細

北白芨米　生地五錢　天冬三錢　知母二錢

薏仁米五錢　麥冬去心三錢　花粉三錢　川貝研三錢

製百合三錢　甘草分

引枇藕汁少許　童便少許　收陳

肺花風

黃五十餘歲素陰虛妻妾皆艷又嗜洋烟加以免難免肝痰偶

而似喘呼吸不得危在目前所服降氣化痰等剂無效余視呼吸非是喘病症即肺氣不利呼出氣八分吸入氣二分不得之象忽而身敗自汗項刻待斃服膽星復醒自行又用

藕汁半杯 梨汁半杯 葧薺汁半杯 薑汁少許 徐飲

再調

牛黄分五厘 川貝壹末

共為細末作四五次服 又胆星徐服

肺花瘡

張六十餘歲似喘呼吸不利咽喉如有物礙之症

牛黄一分半 川貝母壹末 共為末

橘汁半杯　藕汁半杯　荸薺汁半杯　榆白皮汁半杯
梨汁半杯　薑汁大杯　胆星汁大杯
用此汁調前藥徐服

肺花風

劉四十餘歲一妻一妾子弟心事不遂忽得肺花風之症此症似喘非喘入氣多出氣少如路狹攀躋之蹟至今載餘發病二三次發時若項刻悶死之象脈六部沉細不濁不得眠臥耳閙外處有人諠譁自覺身後有人同臥

通艸三分　花粉三分　生地八分　海石粉八分
麥冬三分　浙貝研末　玉金研末　老蘇梗二分

牛蒡炒三分 元參五分

引加榆白皮三分 滚痰丸十五粒研 以上服

肺花瘡

年六十餘歲失音脈右寸雜急無倫此肺損失音症也肺屬金而若鐘本清肅之性鐘破失鳴肺損無聲今肺損損日久以致咳嗽喉疼吐血臭痰身不着衣等症

東沙參二分 扁豆炒研三分 米白芨二分 乳香炙八分

糯百合三分 麥冬去心三分 阿膠珠一分 貝母一分

訶子五分 甘草分

引加童便少許 以上冲服

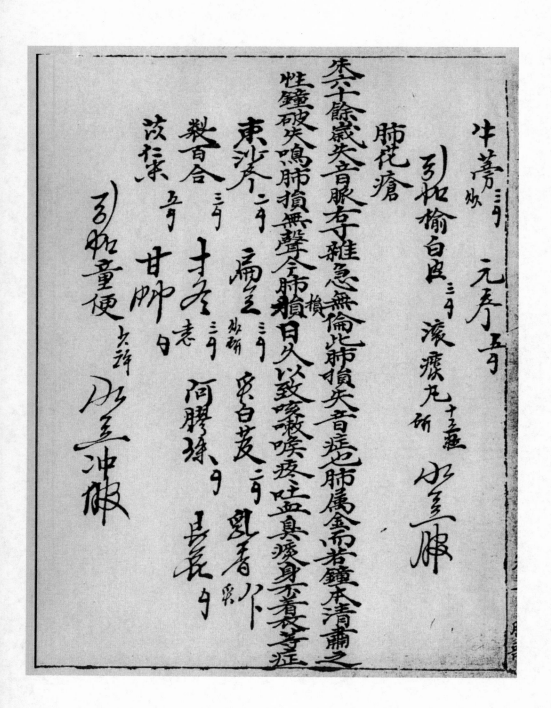

麓人孫氏醫案卷拾柒

山左歷邑麓人孫起舜纂述
男壽亭 孫懋齡
侄慎亭 孫懋修 參訂

肺部 分數加減存乎其人

肺痿

洪三二十餘勞煩經營陽氣弛張即冬温外因咳嗽亦是氣泄邪侵辛以散邪苦以降逆希冀嗽止而肺欲辛過辛則正氣散失音能揚色消吐涎喉閉是肺痿難治倣内經氣味過辛主以甘緩

北沙參三錢　大麦冬三錢　飴糖錢　南棗三個

水三服

肺痿

查四十餘歲切脈細心熱呼吸有音夜寤不寐過服發散氣泄陽復為肺痿之疴仲景法以胃藥補母救子宗生氣也

麦冬 二錢　製半夏 一錢　北沙參 一錢　製艸 一錢

引加粳米 一錢　大棗 四个　水三服

肺痿

徐四十餘歲肺痿頻吐涎沫食物不下並不渴飲豈是實火津液蕩盡二便日少宗仲景以甘理胃乃虛則補母仍佐宣通脘間之扞格

台參 一錢　茯苓 二錢　熟地 五錢　甘草 一錢

麥冬去心 半夏二分炙 陳皮一錢

引加白粳米三分 棗三个 水煎服

肺痿

沈五十餘歲積勞憂思固是內傷冬溫觸入而為咳嗽乃氣分先虛而邪得外湊辛散斯氣分愈泄滋陰非能安上咽痰聲啞虛中邪伏恰值春暖陽和脉中脉外氣機流行所以小效旬日者生陽漸振之象穀雨暴冷驟加衛陽火弱不能多飲湯水面色少華五心多熱而足背浮腫古人謂金空則鳴金實則無聲金破碎亦無聲是為肺病顯然見矣

天冬去心三分 桔梗二分 膠珠一錢 百合三分炙

麥冬去心三錢　竹茹二錢　沙參三錢　浙貝二錢

甘草錢

引加竹葉二十片　水蘆

肺痿

王三十餘歲潰瘍流濃經年脈細色奪聲嘶食減咳嗽喉中便溏

皆漏脂液陰失內守陽失外衛脉痿之病諒難全愈

製耆三錢　黨參二錢　茯苓五錢炒

歸身錢　白芨末錢　製草錢

引加燈心草　水蘆

肺痿

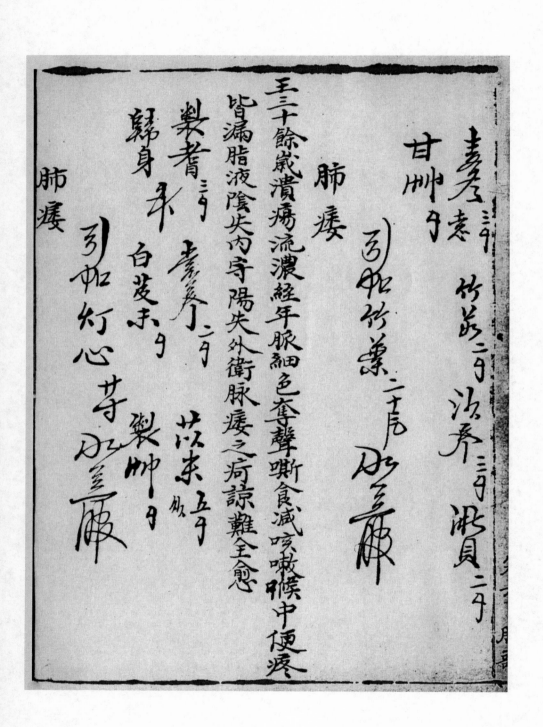

顧四十餘歲失咳神衰氣促汗出此屬肺痿症也

製耆八分　百合四分　製艸二分

生苡米二分　白蔻米四分　大南棗四分

肺痿

黄三十餘歲肺痿咳欬唾涎沫咽燥而渴

臺麥冬三分　生薑五分　甘艸二分

引加大棗五分　水煎服

肺痿

李氏三十餘歲初則微嗽遇夜發熱即冷盜汗倦怠瘦弱減食

恍惚或嗽唾中有紅線此係心腎俱虛水火不交故現等症治宜

熟地五錢　白芍一錢　製耆一錢　膠珠一錢

歸身一錢　杭芍生三錢　半夏炒一錢　甘艸一錢

五味、五分

引加生薑二片　棗二枚　水煎

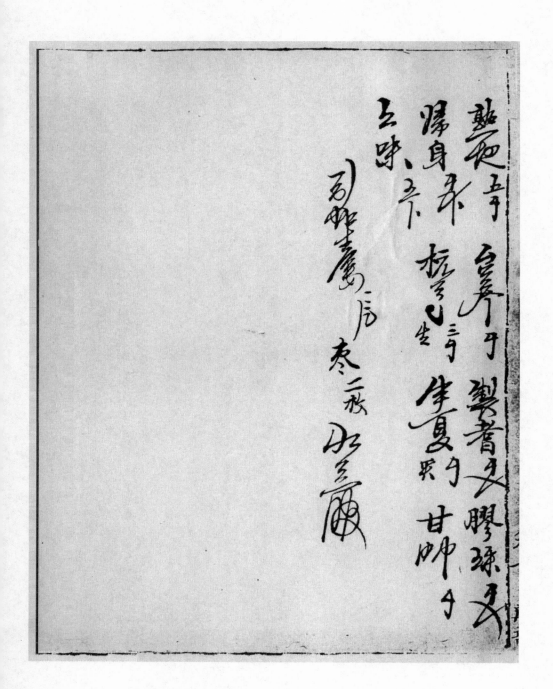

麓人孫氏醫案卷拾捌

山左歷邑麓人孫起舜纂述
男壽亭孫懋齡
侄慎亭　修　參訂

分數加減存乎其人

肺部

咳嗽

徐氏三十餘歲素昔有咳嗽之病夜不得卧顏赤食少服生地二冬等不效改蔞杏仁等更甚

熟地六錢　麥冬二錢　天冬三錢　黃柏炒一錢
生地八錢　當歸三錢　杭芍炒三錢　寸冬去心五錢

浙貝研末

引加童便少許冲服

咳無痰

李女二十餘歲氣血不和咳嗽無痰夜甚於晝

生地五錢　前胡二錢　花粉三錢　桔梗三錢

麥冬去心三錢　桑皮炙三錢　知母三錢　浙貝去心研二錢

甘草一錢

引加荸薺汁少許冲服

咳嗽

李氏四十餘歲素虛前有腰胯疼補中益氣湯服後稍愈後咳嗽

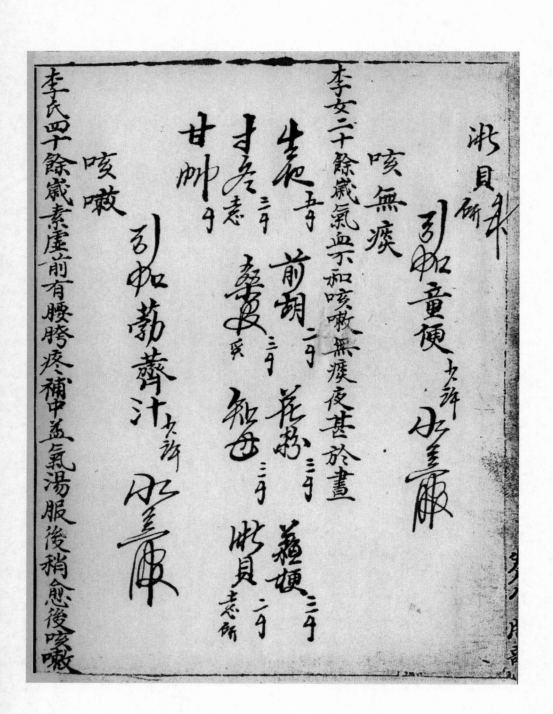

不止
東洋參二錢 生地五錢 棗仁(炒)三錢 茯苓三錢
製桑皮二錢 麥冬(去心)二錢 陳皮二錢 川貝(研)錢半
炒枳殼一錢 甘草八分
引枇杷葉(去毛)用蜜炙

咳嗽

吳氏七十餘歲遇氣感寒以致咳嗽無痰不臥臥則悶喘
浙貝母(研)二錢 茯苓三錢 天冬三錢 棗仁(炒)三錢
製桑皮三錢 麥冬(去心)三錢 生地五錢 知母三錢
生甘草一錢

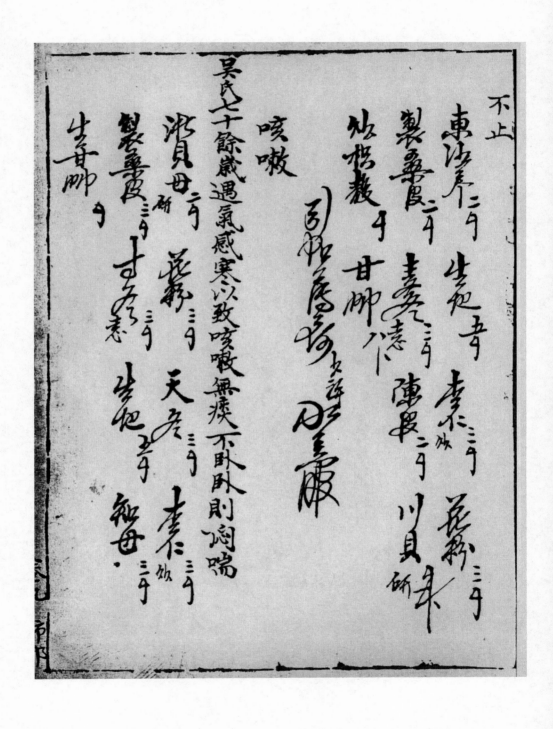

引加生薑三片 水煎服

咳悶

張六十餘歲勞碌咳悶服補中益氣更悶不食惓悃脉沉微

製香附三錢 生芪五錢 茯苓三錢 杏仁炒三錢

枳殼三錢 知母三錢 麦冬去心三錢 川貝研二錢

陳皮二錢 甘草一錢

引加藕節汁少許 水煎服

乾咳

劉五十餘歲干咳喉癢夢交口干不渴夜有發熱大便干燥六脉沉大夜有數服凉藥則煩燥已半年矣

前胡錢　蘇子三分　天冬三分　通草分
桔梗錢　杏仁炒二分　天皮二分　麦冬去心五分
生地五分　川貝炒二分　知母二分　甘草分
引加蘆根少許　水煎服

咳嗽

杜　二十餘歲　咳嗆食少　憎寒壯熱　日輕夜重　六脈浮數而雜
柴胡二分　前胡二分　生地三分　麦冬去心三分
厚朴二分　半夏炙三分　川貝研二分　枳殼炒三分
甘草分
引加生姜三片　水煎服

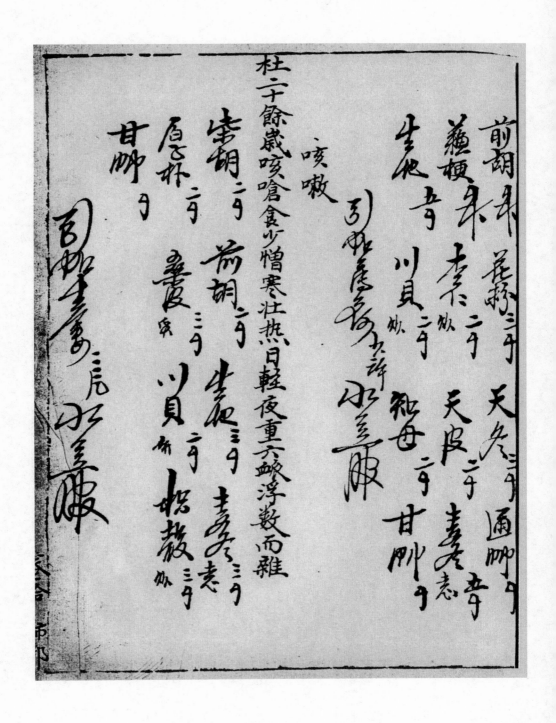

咳無痰

李二十餘歲干咳無痰惡寒至夜咳甚不脉浮急而雜

柴胡 二分 桑皮 炙 三分 前胡 三分 桔梗 五分

杏仁 炒 三分 川貝 研 二分 花粉 三分 麥冬 去心 三分

甘草 分

引加生薑 三片 服三劑

、乾咳

孫三十餘歲初如感冒憎寒發熱、微疼干咳夜更寒食少素虛

腰疼身疼口渴發寒 音汗 而惡寒不解常欲眠

熟地 八分 山藥 炒 三分 丹皮 二分 安 边 桂 研 六分

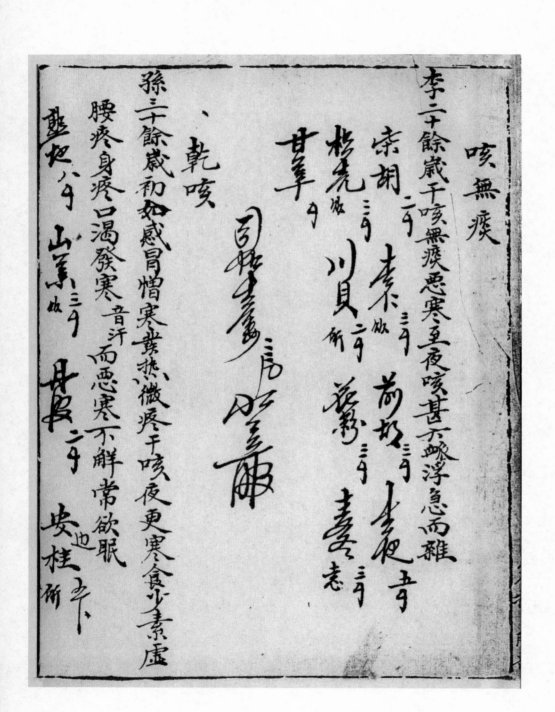

山萸肉 茯苓三分 澤瀉分 附子七分炙

不引 水煎服 二劑而愈

咳嗆悶

陳氏七十餘歲淂氣壅塞如喘則咳六脈沉大

竹茹二分 生香附一分 陳皮二分 花粉三分

生地六分 炒蘇子三分 枳殼炒三分 麥冬去心

川貝二分去心

引加萊菔汁小半杯 水煎服

勞嗽

李五十餘歲素日多酒兼以操心思慮不遂咳嗽痰中帶血神形

已傷飲食甜美服補氣藥不受動則喘六脉沉數而軟

熟地五錢 天冬三錢 膠珠一錢 棗仁一錢半炒

生地五錢 麦冬三錢去心 貝母二錢研 通草一錢半

五味九粒 苡米三錢 甘草一錢

引加藕汁一盃 山藥

咳嗽

陳氏七十餘歲得氣思慮以致咳嗽痰稠干粘食少六脉沉急無力

蔞仁三錢炒 枳殼三錢炒 麦冬三錢去心 苡米三錢

棗仁三錢炒 生地五錢 知母三錢 天皮二錢

浙貝二錢 甘草一錢

引加葧薺汁冬許 水煎服

咳嗽聲啞

貴四十餘歲因出差感寒已日發散仍咳嗽声啞之症

前胡二錢 桔梗錢 知母錢 天冬二錢

牛蒡炒錢 麥冬去心錢 蘇子錢 黃芩錢

桔梗錢 甘草錢

引加燈芯少許 水煎服

干咳

金氏五十九歲感寒後干咳無痰若嗆

麥冬去心三錢 生地三錢 川貝錢 枳殼炒二錢

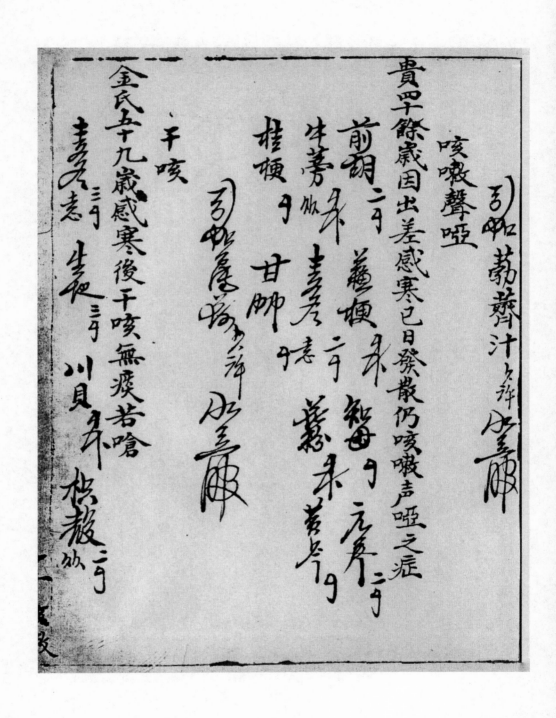

天冬二錢　花粉二錢　麥冬炒米　知母錢

甘草錢

同[illegible]桔梗少許　[illegible]服

咳嗽

郭氏六十餘歲素虛面枯體瘦夜間咽微有痰所食不多脉六部沉細

東沙參三錢　麥冬二錢去心　山藥錢炒米　茯神二錢

大生地三錢　天冬二錢　[illegible]花粉炒米　百合二錢[illegible]

甜杏仁九粒[illegible]　麥冬炒米　甘草八分

同[illegible]汁[illegible]沖　[illegible]服

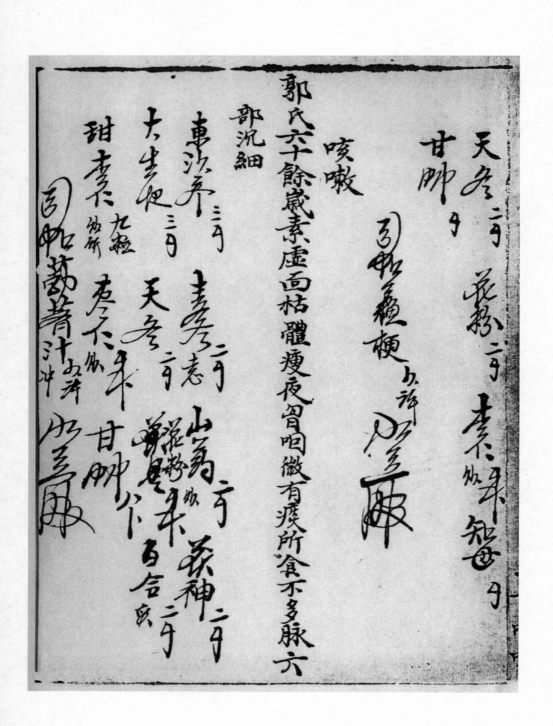

咳嗽不食

婁氏六十餘歲勞碌傷損心脾以致咳嗽不食六脉沉微

玉竹三錢　麦冬去心二錢　扁豆炒三錢　小橘紅一錢

東洋參一錢　山藥炒三錢　茯神二錢　寧百合三錢

炙甘草一錢

引加生姜一片　梨一片　紅棗一枚

咳嗽

徐氏三十餘歲咳嗽日久夜起夜止而顴過于發赤夜不得卧骨瘦如柴餘飲食不甚甜美六脉沉細而微動則喘急聲音氣力稍壯

生地五錢　麦冬去心三錢　花粉三錢　川貝研末

熟地五錢 天冬三錢 知母二錢 百合三錢炙
杏仁三錢去皮尖 枇杷葉三錢炙 甘草一錢
引加藕菁汁五許 童便小許 冲服

咳 四日熱
王氏三十餘歲咳嗽吐痰條起條退兩顴紅赤六脉沉細而軟形瘦面
象不脫
竹茹二錢 生地六錢 麥冬三錢去心 熟地五錢
丹皮三錢 杏仁三錢去皮尖 枇杷葉三錢炙 天冬三錢
側柏一錢鹽炒 甘草一錢
引加童便小許 冲服

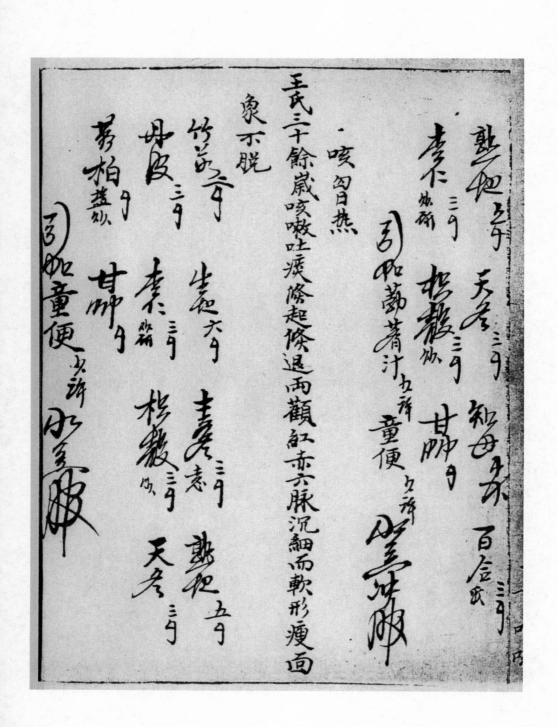

咳喘

王氏二三十歲咳喘乍起乍安載餘所咳則不得臥喘急兩顴日晡紅
赤自覺心熱自上而下如勞之象吐痰六脉沉細
生地八錢 竹茹条 天冬三錢 熟地五錢
枇杷三錢炙 百合三錢炙 丹皮二錢 杏仁三錢炒研
黃柏二錢炒 麥冬去心三錢 山藥三錢炒 貝母二錢研
引鮮蔓菁汁一大杯冲服

、干咳

王氏六十餘歲素有勞症體胖形壯咳嗽痰不易出服蔞仁杏仁枳殼滚
痰丸十五益藥中有此一味則痰不止而氣不通等症飲食如舊不敢

起坐六脉沉細

蘇梗二錢 黄芩二錢 生地六錢 天冬三錢

竹茹二錢 麦冬去心二錢 浙貝二錢 知母三錢

花粉三錢 桂梗米

引加藕汁白萊福汁葧薺汁各少許 冲服

喘咳

丁五十餘歲曾吐血二三口刻下動則作喘咳嗽飲食如常面黄白

東沙參三錢 蜜百合三錢 粉丹皮二錢 毛根三錢

炒生地五錢 象川貝去心二錢 杭白芍二錢 五味九粒

炒薏米 炒麦冬去心二錢 粉甘草八分

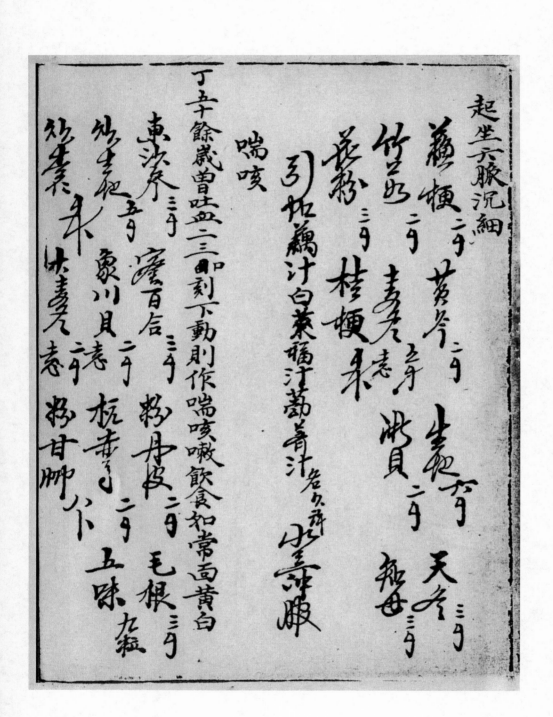

引加藕汁半盅 水煎服

高年咳嗽

母七十六歲忽而咳嗽痰飲粘滯不斷甜鹹不勻服六味湯少愈又
用六君加黄芪嗽止至午口渴
製耆三錢 杭芍炒三錢 麦冬三錢 半夏製三錢
歸身三錢 茯苓二錢 柴胡一錢 葛根二錢
陳皮八分 甘草一錢
引加蘇竹葉十片 水煎服

咳喘

賈孀五十餘歲平日思慮傷損曾觸火毒經數年臭刻下常覺

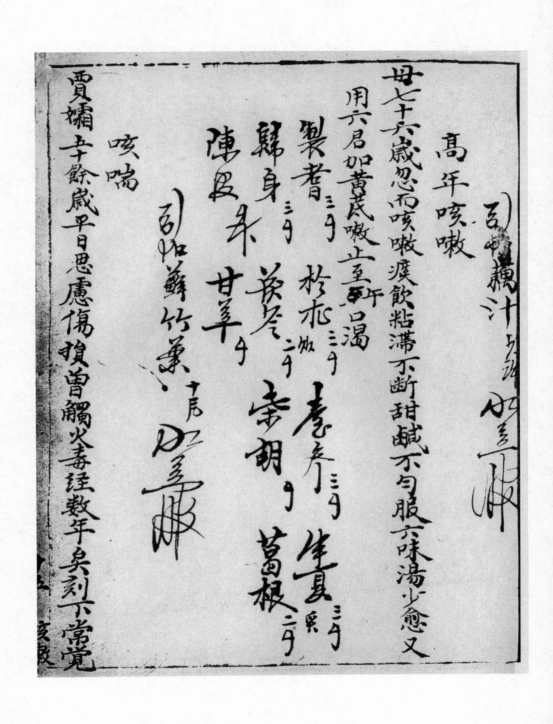

心熱乾咳肌膚燥痒屢起浮雲尺癗亱寐不定不時心悸脉六部沉細

金石斛二錢　生地三錢　茯神三錢　小麥二錢

杭白芍一錢　麥冬去心三錢　杏仁炒錢半　天冬二錢

生甘草一錢

引加燈心三十寸　冰糖

喘咳嗽

貴氏三十餘歲偶見勞之則似喘形如有物堵塞肺管不得呼吸危險之甚服寬胸降氣之劑更甚亱甚于晝但左脇如氣如水衝響六脉沉細而雜口干不渴天癸過期未至

當歸二分　生地六分　花粉三分　貝母去心研三分

白芍炒三分　金斛三下　麥冬去心三分　知母三分

天冬三分　桃仁炒研二分　甘草一分

引枇杷葉一片（雪中壺去圓）　水服五六次徐用

咳嗽

武氏六十餘歲咳無痰而痰亦易但不得臥寐又懶飲食咳甚則汗出經月餘矣

東沙參二分　鬆生地五分　知母二分　天冬三分

麥冬一分　寸冬去心三分　花粉三分　五味六下

杭白芍炒三分　全當歸二分

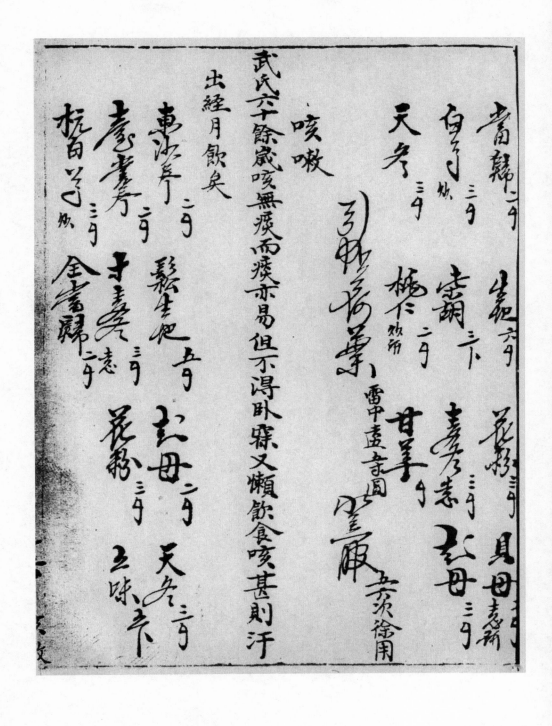

同時生薑汁少許 冰糖服

風咳

熊四十餘歲受風咳嗽經云人為小天地在天為風在地為木在人為肝風生燥木生火肝生熱燥勝則物枯火勝則物焚熱勝則咳嗽而肺屬金本清肅之性四臟有所不和先絡肺絡而為病雖熱則尤甚如風者為寒中之陽氣若人感之先閉皮毛肺主皮毛肺金外閉不得發泄以衛外而風主阻瘀而生熱反尅肺金故現憎寒壯熱咳嗽之症治當疏解使其皮毛開舒清熱滌為清肅令和而咳嗽寒熱豁然而瘥

紫菀 麥冬 黃芩 甘草

前胡一錢 川貝去心一錢 牛蒡炒一錢

引枇杷葉去毛 水煎服

、咳嗽

張七十餘歲喘嗽不得臥痰上壅

生杷八錢 知母三錢 桑皮炒研三錢 天冬三錢

杏仁炙三錢 萎蕤三錢 麥冬去心三錢 川貝去心研二錢

紫菀炙三錢 甘草一錢

引枇杷葉去毛 水煎服

、干咳

蕪氏六十餘歲遇氣喘嗽無痰值則尤甚

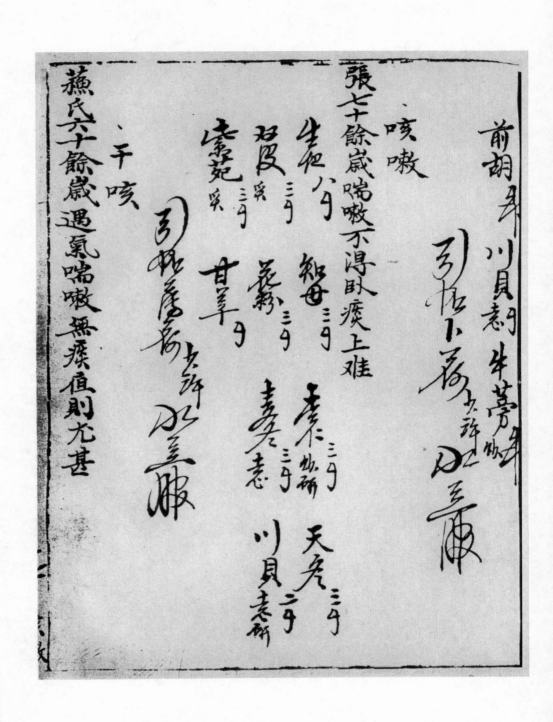

生地六分 知母三分 杏仁三分炒研 甘草一分

麥冬三分去心 萎蕤三分 桔梗三分炒

引加蘆根一尺寸 冰糖

燥咳

秦癸十餘歲咳喘胷悶痰燥

生地六分 白芍三分炒 知母三分 枳殼三分炒

杏仁三分炒研 麥冬三分去心 萎蕤三分 甘草一分

引加藕節三塊 冰糖

咳喘

陳氏七十餘歲勞碌素有瘻而有咳喘不得卧之症

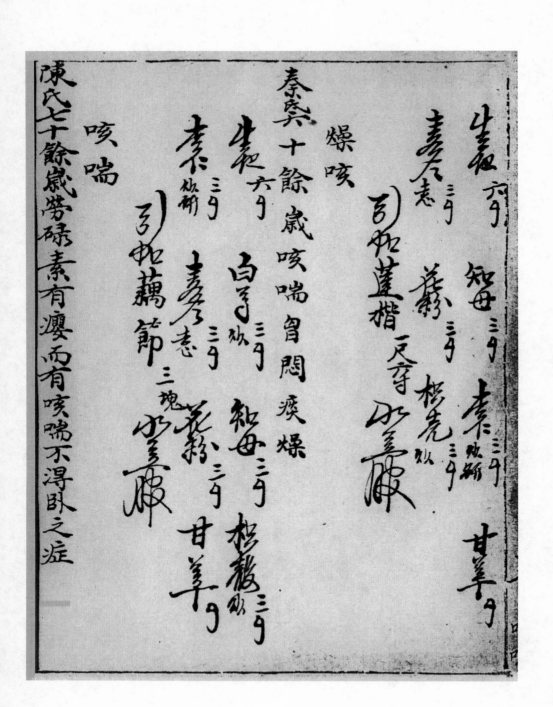

桑皮蜜炙三分　麦冬去心五分　杏仁去皮尖三分　知母三分

川貝二分　天冬三分　生苡仁八分　[illegible]三分

甘草分

引加佛面金二張　水煎服

咳嗽

劉　三十餘歲　咳嗽曾寒自汗吐血等症

前胡二分　赤芍三分　麦冬去心五分　川貝去心二分

枇杷炙三分　生苡仁五分　杏仁去皮尖三分　天冬三分

陳皮二分　甘草

引加蘆根去節　水煎服

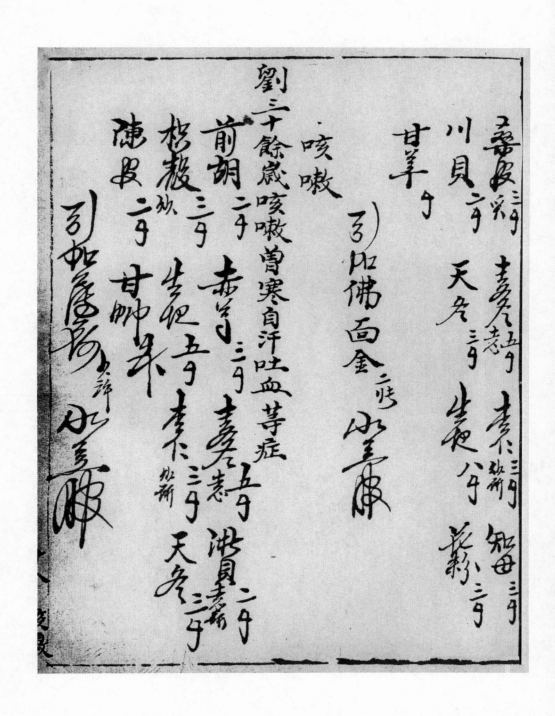

咳喘

程 五十餘歲咳喘吐痰涎甚多飲食不甜

茯苓 三分　陳皮 二分　生姜 一分　蘇 三分
半夏 炙 三分　枳殼 炒 三分　知母 三分　麥冬 去心 三分
天冬 三分　神曲 炒 二分　甘草 一分

引 枇杷葉 三片　水煎

、咳嗽

馬 四十餘歲咳嗽憎寒

紫菀 二分　杏仁 炒研 三分　麥冬 去心 三分　半夏 炙 三分
前胡 二分　枳殼 炒 三分　茯苓 三分　桑皮 炙 二分

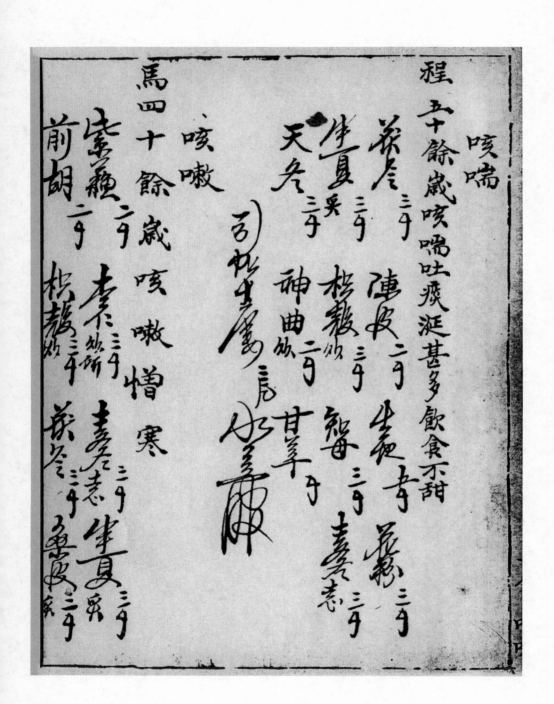

陳皮三分 甘草一分

引 枇杷葉去筋 水煎

咳嗽

金氏三十餘歲產後月餘咳嗽無痰口乾

桔梗二分 生地五分 麥冬去心三分 川貝去心二分

杏仁去皮尖三分 天冬三分 桑白皮炙三分 陳皮二分

前胡二分 甘草一分

引 枇杷葉去筋 水煎

寒咳

王氏三十餘歲咳嗽日久不愈面青白息微神倦所服皆係化

十九 咳嗽

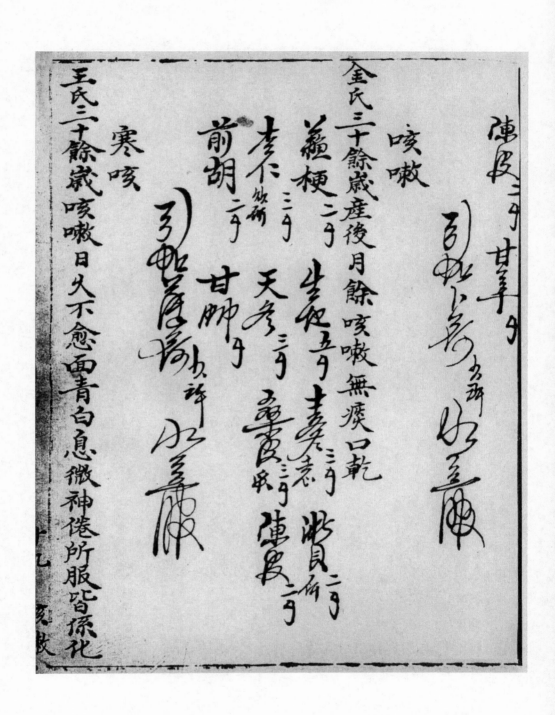

痰清肺等藥加以寒冷収歛踈散開下寬胃毫無少效愈咳
愈甚雜談勞疾肺痿肺癰等語至此南與鬼鄰余切兩寸沉微
無神斷非勞疾肺熱之蹟更見面唇青白神倦之象經云肺
主氣氣主乾陽無形而為形君無体而能体物為生命之根合
乾道焉此初病自冬嚴寒之際觸寒侵凌肌膚衛氣以致肺氣
寒凛若氷若氷莫能日之經天而行健失於乾氣遮地之序故
現等症日延不瘥之慮虞

製耆朮 三下 麻黃 炙 桂梗 朮 甘草 ヨ
生姜ヨ 朮 桂支ヨ 牛蒡 炒研 朮
引加生姜為尾 加水煎服

以党參一甘草建中氣以生肺氣之氣黄耆回肺氣而氣舒隨以牛蒡開結散瘀引麻黄桂支以達表氣桔梗以載諸藥入肺生姜入肺横行使其肺氣足而氣回以行諸氣之資生皆病即能除矣

咳喘

武氏七十餘歲素好酒忽而咳喘不得卧不思食六脉沉軟

生地五錢　麦冬二錢　五味一錢　茯神三錢

熟地五錢　麦冬三錢去心　山藥五錢炒　淅貝二錢研

陳皮二錢

引加藕節三塊　水煎服

咳喘

沈七十餘歲咳喘不得臥是症八載不時常發發時則咳喘飲食如常六脉滑大

生地五錢　麦冬三錢去志　茯苓三錢　川貝二錢研

杏仁三錢炒研　知母三錢　枳殼三錢炒　甘草一錢

引加葧菁汁少許冲　水煎服

咳嗽

吳氏三十餘歲咳嗽交二更則胸膈熱煎身熱飲食不甜

生地六錢　當歸二錢　丹皮三錢　醋鱉甲四錢

梔子三錢炒　茯神三錢　骨皮三錢　軟柴胡來

山梔炒三分 甘草五分

引加薄荷大棗 水煎服

咳臭痰

孫 五十九歲初病似瘧寒熱交作繼則咳吐臭痰不欲飲食六

脈沉細倏怠倦神弱形脫

東沙參二分 山藥炒三分 麥冬去心三分 百合炙三分

白薏苡米米 扁豆炒研二分 五味子 天冬三分

廣陳皮 甘草五分

引加柿餅一角 水煎服

嗽喘

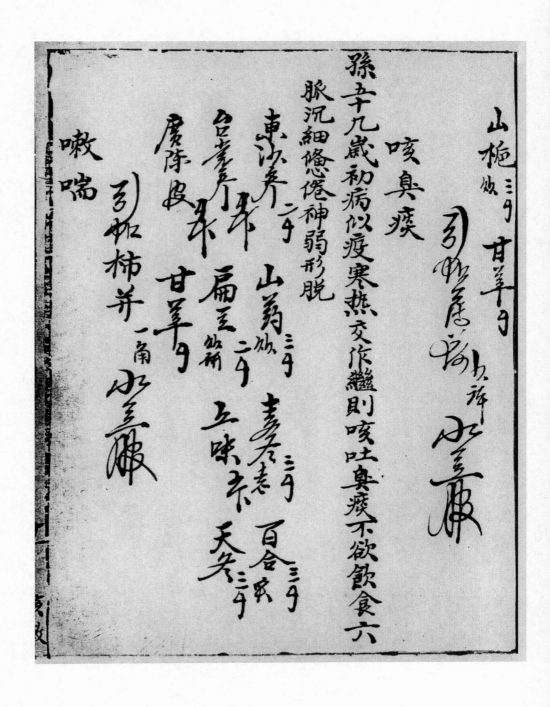

王氏三十餘歲咳嗽症不得卧卧則胸悶作喘起則稍安嗽痰
不易
小生地六錢 天冬三錢 知母三錢 枳殼炒三錢
寸冬去心三錢 花粉三錢 杏仁炒研三錢 桑皮炙三錢
竹茹三錢
引加藕汁一杯 水煎服

劉氏五十餘歲孤孀多年操持勞心偶得感寒咳嗽請醫治之皆用萎仁葶降氣清涼之劑愈治愈甚又加大黃石羔之類更為神氣危頓又用生地清燥潤肺之品病現咳嗽甚則引嗽無痰面白閉目懶食不言頭項不時動搖氣喘六部沉微不

有氣欲將離之机診六脉無救蓋肺主氣能朝百脉此氣
虛不得布息故喘氣虧不能上達于頭頭為諸氣之會故頭
搖面白萎欵急治治宜生脉保元安神可得挽回

黨參三錢　五味朵　枸杞生二錢　棗仁炒錢
麥冬去心朵　當歸二錢　川貝去心朵　茯神朵
甘草錢

引桂元肉三錢　水煎服

服後頭搖氣喘得止咳嗽亦減加減歸脾湯以漸而愈

咳嗽虛

張氏四十餘歲素有吼哮喘咳之症用淋操之劑即愈但咳嗽不止吐

咳嗽

瘥後即自覺心空之形象脫枯瘦脈六部沉微

製耆三錢　生地五錢　白芍三錢　麥冬炒研錢半

歸身二錢　熟地五錢　茯神三錢　貝母研錢半

甘草錢

引加童便少許冲　水煎服

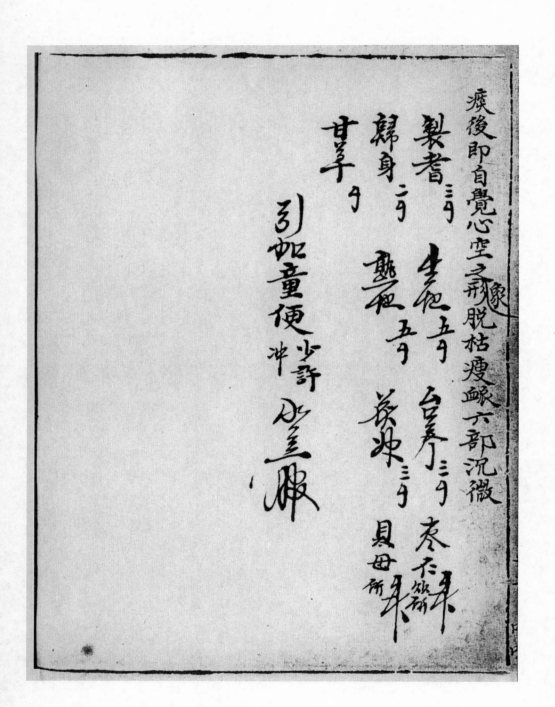

麓人孫氏醫案卷拾玖

山左歷邑麓人孫起舜纂述
男　壽亭　孫懋齡
侄　慎亭　修　參議

肺部

分數加減存乎其人

哮喘

張四五十歲素有久病喘哮夜不臥吐痰不食顴赤等症

蜜瓜蔞五錢　枳殼炒三錢　象貝去三錢　知母五錢
杏仁研三錢　生地丹　茯苓三錢　花粉三錢
生甘草錢

引加荸薺汁少許 水煎服

喘

陳氏七十餘歲得氣偶然憎寒壯熱喘急痰聲口干六脉沉滑

瓜蔞皮三分 枳殼去瓤二分 淅貝研二分 知母二分

炒杏仁研三分 生草五分 麥冬去心三分 花粉三分

生香附子

引加荸薺汁少許 水煎服

喘

孫氏三十餘歲喘悶欲嘔呼吸胷膈若閉

蔞仁炒三分 杏仁炒研三分 麥冬去心三分 川貝母去心研[illegible]

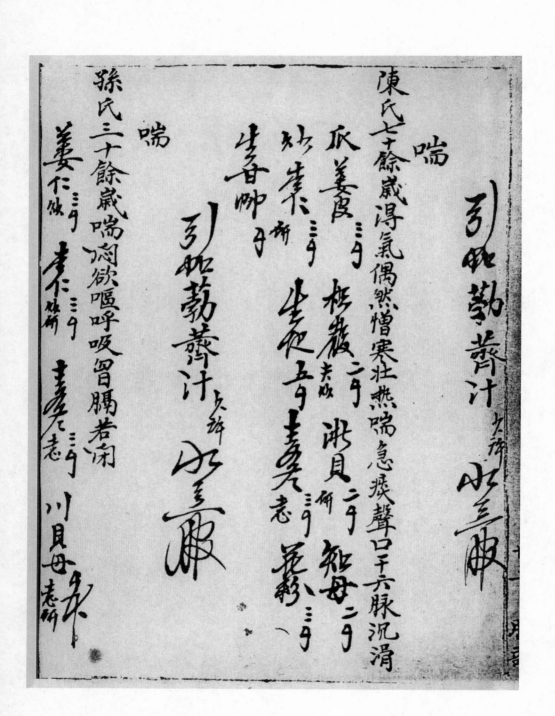

枳殼炒三分 生地五分 花粉三分 製香附三分
引加荸薺汁少許 水姜煎

喘急

福四十餘歲遇寒則喘急痰声不得臥危險之甚六脈沉
紫蘇子 杏仁炒研三分 半夏製三分 竹茹分
懸蔞三分 枳殼炒三分 陳皮三分 知母二分
引加荸薺汁少許碎 水姜煎

喘急

張六十餘歲五月因飲食涼水發喘非喘咳則無痰咳則提起胃
脘悶脹兼以嘔酸知其不透氣之象服滋燥無效神氣尚現有

餘夜不得臥

棗仁五分炒 香附三分炙 黄連一分 陳皮二分

梔實三分炒 干姜一分 川芎五分 半夏三分炙

茯苓三分 甘草一分

引煨生姜三片 水煎服

喘有痰聲

一人五十餘歲素日吸烟忽而作喘咽有痰声面身脫青二目無

神飲食尚可夜不得臥吐痰滿口郁塲言不成句兼以喘目

妄語等症

製耆二分 黄芩二分 茯苓三分 大皮二分

归身二钱　麦冬去心三钱　枣仁炒研钱　半夏炙三钱

白芍炒三钱　甘草钱

引灯心辰砂拌三根　煨姜冲童便一大杯服

喘有痰

王氏三十餘歲素有肝氣以有戌塊脐体發則氣喘有痰咳嗽

痰易氣不宣通不能飲食口酸不渴面帶青色指角根亦

青口瘡午前稍安日晡則喘夜不安眠二便如常前用化痰寬

胸補氣皆無少效六脉沉細而緩此係水泛為痰隨痰生之故耳

製首烏八钱　枣仁炒研钱　當歸二钱　旋覆二钱

熟地塊三钱　白芍炒三钱　澤瀉钱　附片钱

安边桂研錢　萸肉二錢　甘艸錢

引加煨薑一塊　海沉香三分　服三服

動則喘

俞　五十餘歲素有吹咽勞心之人時下枯瘦動則氣喘咳嗽飲食不下六脉沉微聲言生平燥補之劑不對余診非補不可屢用歸脾之類飲食漸開精神倍加惟喘無止六脉沉細而急數之形

製黄耆五錢　土炒於术五錢　茯苓三錢　五味子研二錢

當歸身三錢　焦白术三錢　熟地五錢　麥冬三錢志

東沙參三錢　甘艸錢

引加核桃仁二个打碎 生姜片

喘急

劉 五十餘歲 平日多酒 偶而喘急 痰声不得卧 不能食等症

痰吐似不易而易 服清燥無效

蔞仁五分炒研 杏仁三分炒研 貝母三分 生地五分

橘紅二分 枳殼炒三分 石羔煅三分 蘇子三分

甘草一分

引加荸薺汁大許冲 生姜片

燥喘

宋氏 五十餘歲 素虛 偶而咳嗽 夜則干喘 懶食 脉沉軟 時下不咳、

至夜干喘

生地七分　天冬三分　花粉三分　當歸二分

麦冬五分　知母三分　杭芍三分炒　川貝二分研

通草分

引加蘿蔔汁少許沖服靈

喘

李氏七十餘歲冬月作喘不得眠臥醫以麻黃蘇子蔞仁等藥

連服五六劑前症未減加以咽喉痰声言微神疲不能飲食

脉六部沉細不齊

臺參八分　五味子五分　當歸八分　天冬八分

麦冬一錢半　大熟地五錢　杭芍一錢半炒　川貝八分去心
花粉一錢
引加藕節汁少許　冰蔗漿
氣短似喘

姜　六十歲　治家操持　有四月間言語若喘　食則易飢　服藥皆用姜仁等藥　仍時不覩功過　故亂談論言肝言胃等語　近已九月望日　痛不少退　麓脉沉細不齊　現病似喘而實氣短　不得接續　食則易飢　胃內空也　言則多喘　氣不接也　言多声微　氣不連也

台參三錢　五味四分　茯神三錢　杭芍一錢

麥冬二錢 黃芩八分 棗仁一錢半 甘艸丰

引加金器少許 水煎沖童便

喘急

路氏三十餘歲 產前向有咳嗽 產後更咳 加以四肢作腫 面

白兼腫 曾服補藥 更加喘脹 夜難眠臥 二便如常 食下

撐脹 又服利藥大黃六分 蔞仁等劑 泄下二三次 病不

少減 更添心悸暈運 余脉右關沉緩虛滑 產後皆

緣停飲 土不生金 水浮絡故現 臥則喘急 起則略

安之症

茯苓皮三分 蒼朮一錢二分 杏仁一錢 不 郁李仁不不

冬瓜皮三錢 澤瀉二錢 枳殼一錢 枇杷葉三錢

半夏一錢 炙

引加童便 以為半盞度下 長流水煎服

喘

貴氏四十餘歲 喘咳自覺左脇下隆脹 夜常清燥

加紫胡 蘇梗 服後下出氣多 上氣不得接續氣短之

機

小生地五錢 麥冬二錢 密百合三錢 花粉二錢

東洋參二錢 天冬三錢 杭白芍三錢 川貝二錢

炙甘草一錢

劉加減海參七味地黃服

韓四十餘歲患喘症月餘服破氣寬胸豁痰清火等藥不效發表利水亦不應其疾轉急稍動則喘難休息診六脉細數而面赤戴陽今用

熟地七錢　丹皮二錢　萸肉三錢　麥冬三錢

山藥炒三錢　茯苓三錢　澤瀉錢　五味子

甘草錢

引加童便大許　以姜冲服

喘急身腫

楊二十餘歲官事心有所思以致週身皆腫畢九大忽而喘急將

艷危險之甚目大面白枯唇焦、咽有痰声脉六部沉細

東洋參二錢　麥冬三錢　天花粉三錢　茯苓皮三錢

大生地五錢　天冬三錢　冬瓜皮三錢　川貝母二錢

引孩童便一大杯冲服

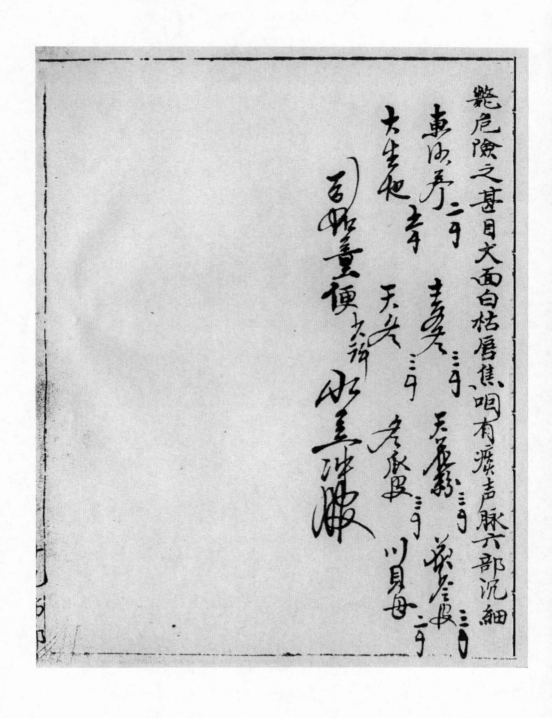

第捌

鬱

心疼

煩燥

驚悸

怔忡 健忘

附眠 不眠

氏醫案

麓人孫氏醫案卷捌本

目錄

怔忡　健妄　附眠　不眠

麓人孫氏醫案卷貳拾

山左歷邑麓人孫起舜纂述
男 壽亭 懋齡 叅訂
侄 慎亭 懋修

鬱部 分數加減存乎其人

瘀慮火鬱

鄭五十餘歲勞碌悶氣滯不舒曾因感寒兩肩前後胸背兩顴腮發出如癍如豆先紅後紫板藍身熱悶躁不食服解毒清涼藥月餘更不食而熱不解口不渴脈六部沉數而浮洪

香附三斗 蒼术三斗 仙皮二斗 川芎二斗

香附三钱（炙）蟬退十五个 杏仁二钱（炒）神曲二钱（炒）
枳壳三钱 甘草钱
同加浮小麦二钱 枣个 鮮竹葉卅片 燈心
服四五剂斑色淡得安而愈

瘀滞 食瘀
王十六歲腹中急痛所服舒瘀炒鹽熨用明粉一钱 五行丸五粒
大便三次皆堅如羊屎腹腸略得手按不得轉側脉六部沉
大而實
萊菔四钱（炒研） 枳實三钱（炒） 大黄三钱（酒） 明粉三钱
香附（炙） 麻仁五钱 桃仁三钱 當歸二钱

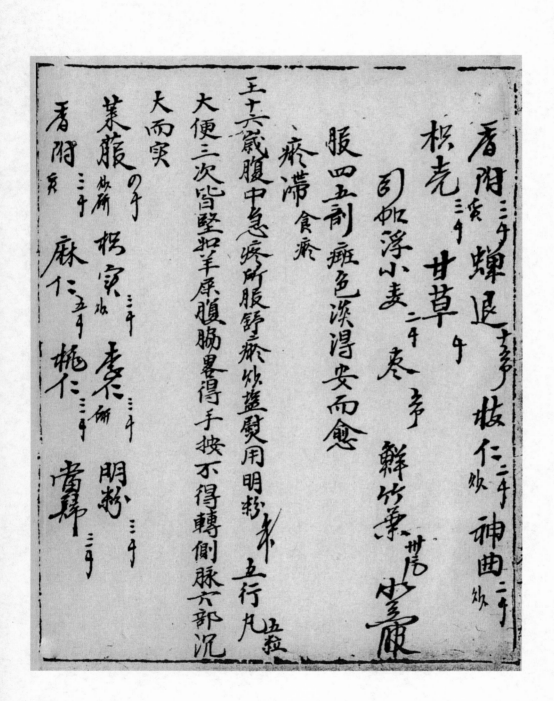

甘草 錢

引加水萊菔个 打碎代水煎服

、痰結 氣痰

康六十餘歲感寒發汗後微有寒熱着氣左脇作疼不能

臥眠臥則疼甚咳嗽六脉沉細

柴胡 錢　香附 炙 三錢　枳殼 炒 三錢　桃仁 炒研 二錢

玉金 研 三錢　元胡 研 三錢　木香 卓 錢　前胡 二錢

杭芍 炒 三錢　甘草 錢

引加香元 二錢　蓮揩 一尺二寸

、痰氣結 氣痰

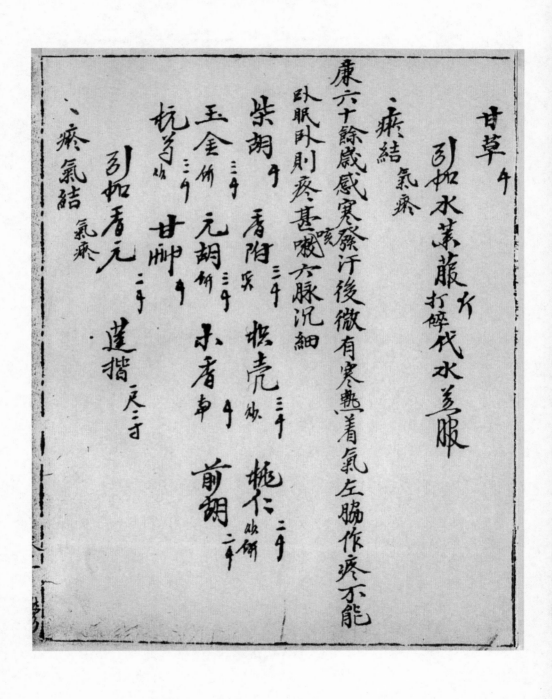

黄　六十餘歲　田家勞碌　憎寒壯熱　遇胸氣痞　溺　曾服補中熱藥

後用清涼　皆不愈　余診兩關滑急而沉緩　此由氣滯　加以寒溫瘀

塞　小便似淋似濁　大便堅結　自覺脹悶　又甚欲大便而不能　口干

不渴　畧有寒熱等症

萊菔五錢　炒研　枳實炒　三錢　杏仁研　三錢　生地　五錢

腹皮　三錢　香附炙　三錢　陳皮　二錢　藿梗　一錢

木香　一錢　甘草　一錢

引加水萊菔一斤　煎湯代水煎服

・瘀經　血瘀

張氏　二十餘歲　經淋三月　欲為孕　至四月天癸後現　知舊　但小腹一

塊如鴨子大脉兩関沉滑經水臭穢之氣

香附 乳 三钱　當歸 三钱　枳朮 炒　陳皮 二钱

白芍 炒 三钱　生地 三钱　丹皮 三钱　木通 二钱

甘草 钱

引加下藥 少許 水煎服

、瘕慮 痰癖

趙三十餘歲因夫納寵思慮胃脘作疼食下即脹脉六部沉細神情爽慧但有憔悴之象服健中安神藥無效又服

香附 乳 三钱　枳殼 炒 三钱　陳皮 二钱　棗仁 炒研 二钱

元胡 研 三钱　蒼朮 炒 三钱　半夏 乳 三钱　茯苓 三钱

梹榔三錢　神曲炒二錢　甘草錢

引加蓮指尺二寸　[illegible]　一劑而愈

肝痰　火痰

張氏三十餘歲因吃大烟百餘口本心立志戒之不五日戒去八十餘口祇覺胃口作疼神倦六脉沉細補中益氣湯安飲食大進惟夜倦睡又用附子理中湯前症如失正當天癸行時至腿夜右腿發熱漸至周身不眠口渴面熱食不甜右關數滑用消遥散生地黃湯身熱漸退脉減又服

香附炙三錢　茯神三錢　黑梔錢半　桑葉錢半

陳皮二錢　枣仁炒研二錢　神曲炒二錢　遠志三錢

山查炒三分　甘草一分

引加香元末　水煎服　漸愈

瘀慮　氣瘀

裴氏五十餘歲無子妾多思慮氣滯以致心悸舌干嘈雜脉六部沉澀而細

黃芪炙二分　白芍二分　茯神二分　香附炙二分

歸身二分　白术二分　棗仁炒研米　陳皮米

枳殼炒二分　半夏炙二分　甘草一分　香元二分

引加蓮梗八寸　水煎服

肝瘀　血瘀

全女十六歲天癸三月未至右脇下一塊許常作疼痛憎寒發熱無時六

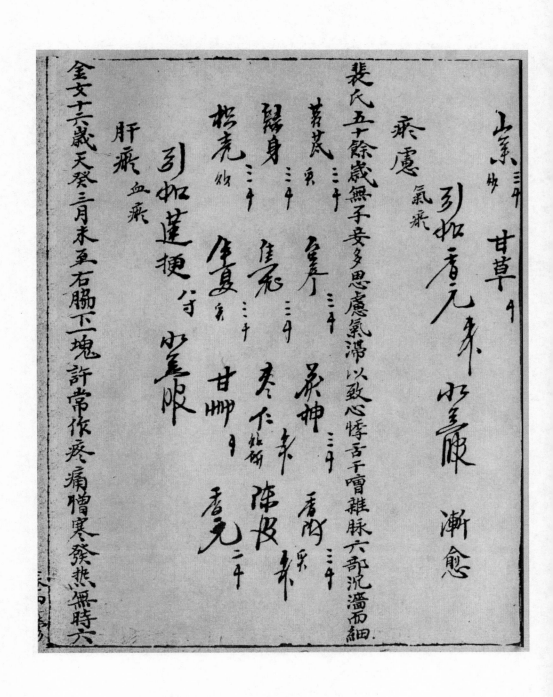

脉沉濇而伏大飲食如常大便如醬色

三稜三分 歸尾五分 枳實炒三分 香附炙三分

莪术二分 桃仁炒研三分 澤瀉五分 元胡研三分

五靈脂炙五分 明粉錢 甘草分

引加黑豆一百粒 水煎服

氣痳

范霜婦三十餘歲常有淋疼氣痳緣感寒身熱小腹痞脹啖則疼甚

小便紅色帶濁大便干硬脉六部沉數前用五苓散加李仁微效

香附炙三分 青皮三分 檳榔五分 官桂錢

元胡研三分 枳實炒三分 澤瀉三分 明粉二分

甘草 分 引加生姜 三片 水煎服

孫四十餘歲素喜飲酒忽後齒脫一個常自按舊處直不方即咽疑

在胃膈在積飲食不多即在胷隔不下大便干燥脉六部沉急

痰痞 火痰

赭石 煅 二分 當歸 三分 桃仁 炒研 三分 麥冬 去心 三分

香附 炙 三分 杏仁 炒研 三分 枳殼 炒 三分 李仁 研

甘草 分 急性子 二分

引加黑石炭末 分 水煎服

痰燥 氣火痰

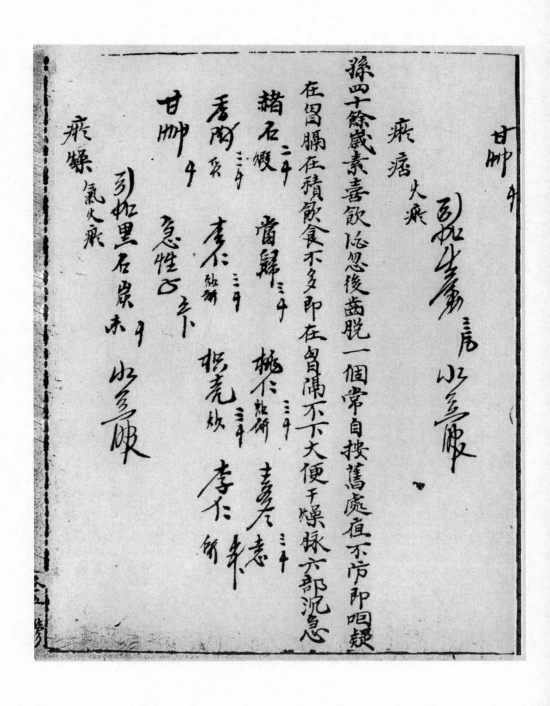

王氏六十餘歲心事不遂瘀飽食少缸門內常痒刺作疼

香附炙三錢　枳殼炒三錢　建麯二錢　李仁研三錢

玉金研三錢　陳皮二錢　槐角二錢　山查二錢

甘艸錢　陳香元二錢

水煎服

·瘀慮 痰瘀

鄭氏三十餘歲素常有嘔吐又遇氣不遂以致目不視耳無聞之象呆呆之

症　脉兩關寸浮洪而滑

蒼朮炒二錢　里枝三錢　神曲錢　赭石錢

香附炙三錢　玉金二錢　川芎錢　茯神二錢

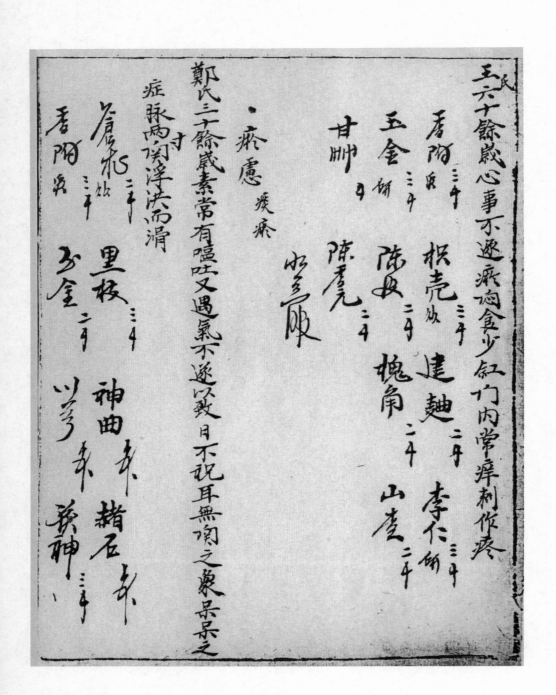

老仁炒研　小草三分　甘草五分

水姜煎

氣疼

唐氏三十餘歲産後泄瀉小腹一塊前症一年有餘健中莱瀉已止但遇氣則左脇衝小腹作疼忽疼忽止倏疼則極内脱形敗之象上衝胃脘則吐脉六部沉細

白芍炒三錢　杜蠣煅二錢　尾楞子煅朱　烏藥炒三錢

當歸三錢　官桂朱　石決明煅三錢　半夏貝三錢

柴胡三分　澤瀉二錢　廣陳皮二錢

引加碧少許

水姜煎

一瘀門 氣瘀

滕氏二十餘歲本身無子納妾得子以致妾得盛時妻妾兩不相服常有口角妾有子謗云女得子而為貴其心更覺放肆藥毀正妻以爭屢次嘲擾日久難免不病

香附炙 二钱　玄參 三钱　附子炮 二钱　元胡研 三钱

玉金研 二钱　白术炒 三钱　茯神 三钱　陳皮 二钱

棗仁炒研 米　甘草 钱

引加生姜 水煎服

一火瘀不舒 湿痰瘀

王女二十八歲嫁後婆媳夫婦不睦多瘀令女叔外仕女隨仕外出天癸已

經五載未行所行不过半載皆如黑水今正行之時吐血二日心覺煩燥氣急如風似喘非喘四肢厥逆化痰懶食不渴脉六部沉緩又服活瘀化血之劑更有常噓氣出連連不斷

朱 立金飯 當歸三錢 炮薑一錢 麥冬三錢
黨參三錢 蒼朮炒二錢 白芍炒三錢 香附炙二錢
甘草一錢
引加沉香三分以水磨

、瘀悶 痰瘀

李氏四十餘歲因心事遂思慮氣滞臥則咳嗽自上不來氣起則吐痰畧寬脉沉滑

蘇子炒研三錢 茯苓三錢 陳皮二錢 桑皮二錢
杏仁炒研三錢 半夏炙三錢 款冬蜜炙三錢 前胡二錢
香附炙二錢 甘草一錢
引加蓮揩一支 竹瀝

、肝病

郭氏廿餘歲素日吃大烟多肝氣因尾三妾又有喘嗽旧病今發不食
咽有痰声刑瘦所服清肺降氣等剤更無神形倦懶語六脉如絲
危險至其余脉六部如絲現形神倦枯此正氣脱而肝病症氣為身
毛之聲氣領血載循還無端今伤損氣不得布息以致升降失序資
生令常故現是危症險之症治宜保元扶正逐邪或可挽回矣

遠志八分　麥冬（去心）三錢　茯神三錢　大熟地五錢
五味子一錢　山藥三錢　棗仁（炒研）錢半　山萸肉錢半
甘草一錢
同地辰砂末三分　水煎服

痞結　食痞

王氏二十餘歲胃數日曾食酒醬牛腌致晚則小腹脹疼服川軍又愈余
胗六脉細微乱雜左觀鼻紅赤舌澡之症

生地五錢　茯苓三錢　檳榔五錢　香附（炙）三錢
麥冬三錢　枳實（炒）三錢　川鬱三錢　木香一錢
秦艽四錢

引加水葉蘸汁 打碎 姜湯水姜皮

·痲 痰痲

沈三十餘歲初起左边麻木舌強筋吊腦後疼痛阻咽喉此係肝

風上引必由性怀痲勃而致之

羚羊分 連殼錢 生姜錢 独活錢

菖蒲二分 玉金研二分 元參錢 淅貝研分

甘草分

引加橘葉少許 水姜皮

·肝痲

載五十餘歲憎怒肝痲思慮傷脾面黃脈濇寐不成寤之症

黃芪 炙 三錢 薏仁 三錢 茯神 三錢 棗仁 研 錢
歸身 錢半 於朮 錢半 木香 研 丹參 錢半
遠志 炙 錢半 甘草 錢
引 加 龍眼肉 錢半 水煎服

、湿痹

程 五十餘歲出門外受風雨嵐氣又生湿衣形以致身重痛倦怠
好臥遇陰天則發脉沉細而緩
於朮 炒 錢 蒼朮 炒 三錢 半夏 製 錢 川芎 錢
香附 炙 錢 川朴 錢 茯苓 錢 羌活 錢
獨活 錢 甘草 錢

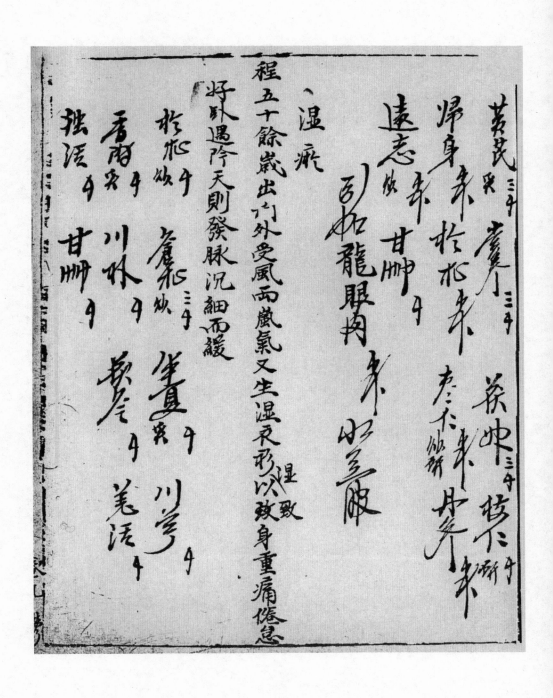

司如先生醫案　尾小蓬版

、血瘀

湯四十餘歲忽感怒叫呼挫閃飢飽勞傷以致胸肋掣常有疼如針刺飲食少常便紅脈沉濇而芤

香附炙 二錢　紅麯 一錢　山甲炙 一錢　蘇木 一錢

丹皮 一錢　通艸 一錢　降香 一錢　山查炭

麥芽炒 一錢　桃仁研 七分　紅花 七分

引加韭菜汁少許　水煎

、鬱滯

李十四歲父母在外家中諸事不順心況切受氣飲食寒冷不均四

月間即胃脘作疼未服藥至七月則作瘧月餘又未藥夜熱乾嗽至九月形脫肉敗身熱如火腹板如石臍腹作疼不敢近手乾嗽口渴胸痞不能飲食枯瘦如柴無神不欲言脉似有若無沉伏濇請醫皆不立方不保 予 至其母懇求視視脉症相合目無神尚不敗猶有治之瀉心湯兼陷胸湯加元明粉李仁大便一次目有神口欲言腹中活動食稀飯一盅碗又一劑即大便二次所下則如勃薺大小疙瘩堅硬異常臭氣難聞身熱亦減咳嗽亦止但腹疼不退不敢手按又服一劑所下疙瘩一盆大小不均皆黑色諸病皆退而愈此以瀉作補之法也

淡干姜 錢 製半夏 三分 栝蔞尾 五分 元明粉 三分

川黄連錢 炒焦 鬱李仁研 三錢 南木香八分

乾姜仁 茯苓塊 三錢 小青皮 二錢 生甘艸 錢

引加鮮姜 三片 水叢服 三片 水三服

、肝病

汪氏四十餘歲身居富貴之體為事任性多不遂心自謂肝氣前醫不論脉症病者不順醫説醫故順性用藥平肝破氣等劑加以思慮傷損心脾以致心悸食少頭運耳鳴神暈不寐心煩懶語仍畏補劑脉六部沉細而雖擬方

當歸 錢 茯神 錢 扁豆 錢 炒研 栢子仁 研 錢

杭芍 炒 錢 棗仁 炒研 錢 陳皮 五分 干小艸 五分

嘉志十 甘卌五卜

引如香元葉三方 收藏

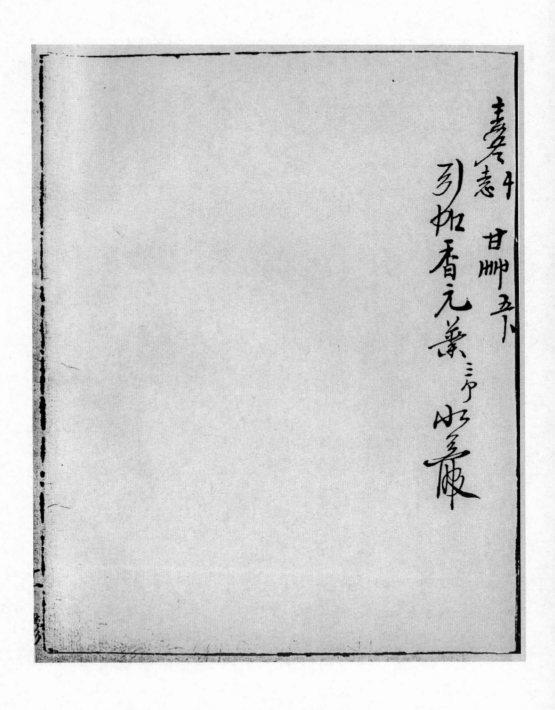

鬱脉

鬱脉皆沉。血芤氣濇。濕鬱緩沉。熱乃數極。痰鬱滑弦。滑緊因食。鬱甚則滯。或結代促。

六脉皆兼沉、甚則伏、又甚則結促代、惟有胃氣可治、在上則見于寸、在中則見于關、在下則見于尺、左右亦然、

麓人孫氏醫案卷貳拾壹

山生歷邑麓人孫起舜纂述

男 壽亭 懋齡

侄 慎亭 修 參訂

心部

分數加減存乎其人

心痛

黃四十餘歲葸然心痛無声咬牙噤齒舌青氣冷汗出不休手足清冷如氷此乃受大寒觸犯心君心為君不受邪今用过度君火衰甚寒邪易入故現是症

麻黃 二分 北桂 研 附子 炮 三分 干姜 三分

引加猪心一个 益湯用水蒸服

宗氏三十餘歲心下疼甚舌白不能食穀下咽阻隔疼極昏厥此
皆積勞損傷前者曾下瘀血綿延經月下止脉左寸濇伏生
鹿角三錢　當歸五錢　官桂一錢　甘草一錢
桃仁炒研一錢　半夏炙三錢　炮姜一錢
水煎

陳氏二十餘歲素好氣妯娌不和常作嘔氣不舒一日觸氣目瞪神
呆不能言有語手振心赤舌胸痞神明目直視怒氣滿面脉沉緩
而滑利
玉金研三錢　枳實炒三錢　沉香二錢　草叩研二錢
香附炙三錢　橘紅五錢　木香面一錢　半夏炙一錢

茯苓三錢　陳皮二錢　菖蒲錢　甘草錢
引加滚痰丸三錢　水煎

心包絡痛

張五十餘歲忽然心中作痛爬床搔席面現青白此由包絡捧心蛔虫上
干包絡脂膜故現心中作痛之症

延胡索研三錢　黄連錢　艾炭三錢　捷砂研五分
大烏梅五分　香附二錢　歸身錢　史君子九分
干姜二錢　川椒十粒
引加鮮姜三片　水煎

田十三歲询雷破驚心下漾漾作疼脉六部細數

當歸三錢 白朮土炒三錢 丹皮三錢 薄荷末

白芍炒三錢 茯苓三錢 鈎藤二錢 甘草錢

側柏生姜三片 水煎

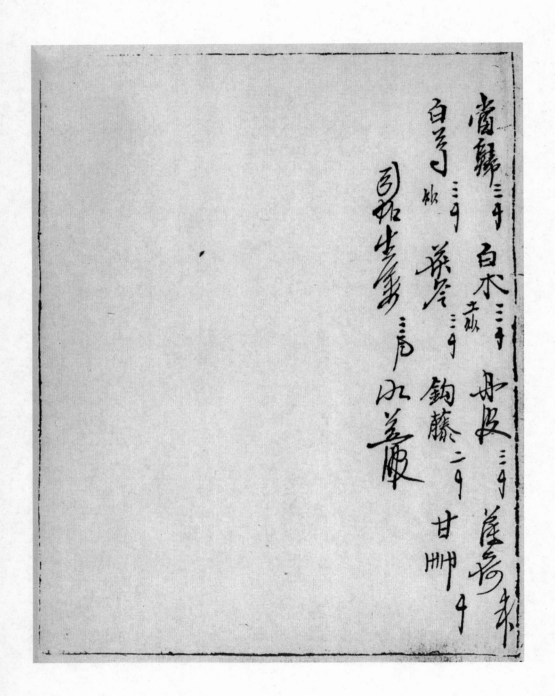

麓人孫氏醫案卷貳拾貳

山左歷邑麓人孫起舜纂述

男壽亭懋齡
侄慎亭懋修參訂

心部　分數加減存乎其人

煩燥

朱五十餘歲素日遇事不遂憂慮过甚今身大熱煩燥欲死兩目有神刻不容安舌齒干枯無胎不大渴大便稠稀不定自言兩下繞好脉六部沉細而鼓指

小茴三分　知母六分　茯神三分　葛根二分

大麥冬八分　花粉六分　枣仁三分　台参二分

甘艸錢　益元散五錢

引加竹葉一百片　水煎服

鄭十五歲燥結下後煩燥不眠不寐食少口乾胸膈微疼六脉沉

緩濇

桔梗錢　生地三錢　白芍炒三錢　山梔研五分

小艸米　當歸三錢　麥冬去心二錢　棗仁米炒研

茯神三錢　甘艸錢

引加小麥一把　大棗五枚　水煎服

張四十餘歲素有咳嗽喘急之症忽而生臥不安行止不定食即

嘔吐脉六部沉細

生地五錢 茯苓三錢 陳皮錢 小草朱

枳殼炒三錢 麥冬去心三錢 棗仁研錢 半夏製三錢

甘草錢

引加小麥一把 大棗五枚 水煎服

王五十餘歲素心神不交倏起卧不安坐立不定夜則妄語所寐

不沉

生地炭五錢 黄芪三錢 歸身三錢 小草二錢

五味子五分 人參二錢 麥冬二錢 茯神二錢

炒棗仁研二錢 甘草錢

引加蓮鬚少許 水煎服

一陳氏四十餘歲因夫在家困住日用費度掛心日久以致煩燥

心悸剌不[illegible]容安之症

丹參二錢　棗仁二錢炒研　半夏二錢姜　遠志二錢炒

茯神三錢　陳皮錢　金石斛三錢　生地三錢

甘草錢

引加元肉三錢　水煎

肺燥瘀憊有痰

一小女脉脈浮燥偏下嗽已退未全盡解夜間咳有痰声

生地三錢　前胡錢　桑皮錢　丹皮三錢

貝母錢　只殼錢　知母錢　骨皮錢

甘草 木 山查 八卜

引加滾痰丸 十五粒 下蒼 五錢 水二盞煎

胃悶便燥

一男六十餘歲飛悶不舒以致胃脘結痞兼以大便干堅舌燥

干姜 一分 枳實 二分 白芍 三分 杏仁 五分

木香 一分 黃連 一分 當歸 三分 生地 五分

甘草 一分

引加生姜 二片 水二盞煎

燥亂不安

一男四十餘歲燥不安寐起坐不安定不食不欲言六部沉澀

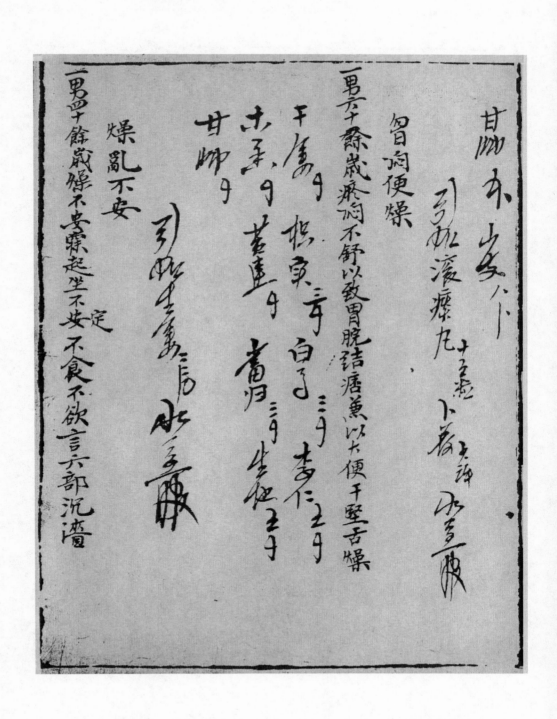

黄芪三钱 当归三钱 茯神三钱 台参三钱
麦冬三钱 枣仁朱 川连朱 远志二钱
小草二钱 甘草一钱
引加生姜五片 水煎服 一剂而甦 服此渐安更醫改瘟疫用承氣大黄等

燥不安

一男五十餘歲素有咳嗽虛症偶而坐卧不安神叨不定不眠不寐六脉沉軟而濇不渴不食不言

黄芪五钱 人参三钱 枣仁二钱 归身三钱
茯神三钱 麦冬三钱 五味九粒 远志二钱
龍齒一钱 甘草一钱

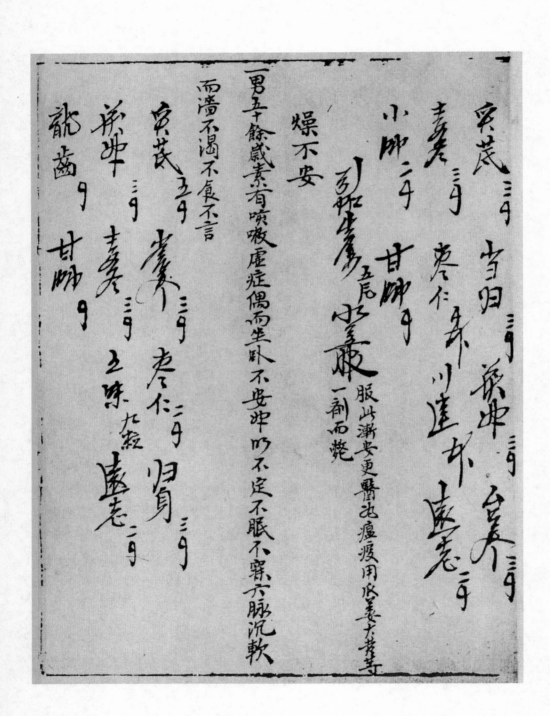

引柏子霜三錢　硃砂三分　水煎服

心悸

一氏四十餘歲所慮甚多心悸不寐六部沉微

製耆五錢　麥冬三錢　茯神三錢　五味十

歸身三錢　白朮三錢　棗仁二錢　龍齒錢

甘草錢

引桂元肉五　水煎服

心悸

一氏七十餘歲多慮剛休心事不遂夜常不寐心條然覺熱而似有汗不多

兩關若弦

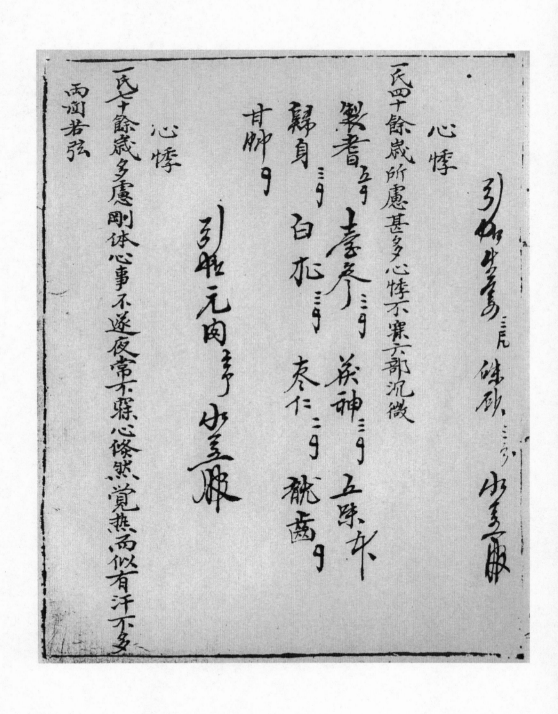

首烏三錢　茯神二錢　陳皮一錢　白芍三錢

丹皮一錢　椹子三錢　扁豆錢半　蓮肉三錢

稻芽錢半　甘艸錢半

引加藕節二塊　水煎服

心悸

一氏三十餘歲勞碌心悸憂慮神倦六脉沉歎悉心

炙耆三錢　白芍三錢　茯神三錢　陳皮錢半

歸身三錢　白朮三錢　棗仁錢半　半夏三錢

五味三下　甘艸一錢

引加生薑三片　水煎服

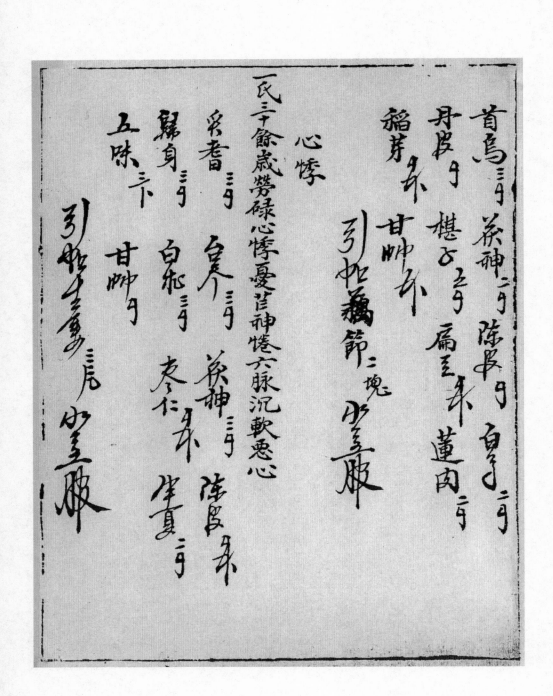

心悸

一氏二十餘歲心悸則嘔苦水酸水常有胃脘微疼右脉沉緩

蒼朮三分 枳殼三分 茯神三分 木香分

陳皮二分 半夏三分 [illegible]二分 甘草分

陳米二分

引加蓮梗三寸 水煎服

麓人孫氏醫案卷貳拾叁

山左歷邑麓人孫起舜纂述

男 壽亭 懋齡 參訂

侄 慎亭 懋修

心部 分數加減存乎其人

驚悸

李三十餘歲素有便濁日久未愈又加心悸怔忡兼有頭暈耳鳴枯瘦少思飲食便泄後重忽有白帶旅服六味湯更便泄無神常覺畏寒六脉沉細

黃芪炙 三十 黨參 三十 茯神 三十 柴胡 五分

歸身三錢　焦朮三錢　棗仁炒研三錢　荊芥炭五分
龍骨煅錢　甘草錢
引加煨姜一塊　水煎服

心悸不食

魏　七十餘歲心事不遂加以過年勞碌以致卧下身冷如战面枯咳嗽
夢茲事多心悸飲食不甘等症六脉皆大
遠志三錢　茯神三錢　只殼炒三錢　黃芪三錢
白芍炒三錢　棗仁炒研二錢　澤瀉炒二錢　歸身三錢
麦芽炒二錢　甘草錢
水煎服

高年心悸

張七十餘歲年底心事不遂以致夜卧下即寒慄飲食不甜略動則作喘心咳嗽悸面色枯悴若冷時常飲水脉六部皆大

山藥三錢　陳皮未　黃耆三錢　党參三錢

歸身三錢　茯神三錢　棗仁炒研二錢　白朮炒

只殼炒三錢　麥芽炒未　甘草五分

引加大麥冬三錢　小麥一撮

動則驚悸

鄭氏三十餘歲前曾得瘀逆之症服利藥太多致傷陰血故現聞響則驚悸心嘈嘔酸不寐

小草 三分　蒺藜 三分　牡蠣 煅 三分　香附 炙 三分

遠志 三分　棗仁 二分 炒研　龍骨 煅 分　烏 三分

甘草 分

心脾

楊四十餘歲思慮心悸心腎不交喘嗽不寐

大熟地 分　百合 炙 八分　黨參 分　茯神 分

當歸身 分　黃耆 炙 錢五分　棗仁 炒 八分　川貝 五分　志

龜板膠 八分　於朮 八分

共為細末煉蜜為丸如桐子大每早晚服三錢

心悸咳嗽喘

馬五十餘歲勞碌咳嗽喘動則喘急而悸眠則夢多之症

生地五分 萸肉二分 麥冬二分 知母二分

熟地五分 五味五卜 天冬二分 花粉二分

茯苓二分 棗仁二分炒研 甘草分 龍齒煅分

引加童便火煉水沖服

心悸氣短

張氏三十餘歲前有咳嗽無声服瓜蔞姜葶藶子等降藥已愈後

覺氣短心悸無神能食而不香甜脉六部沉

党參三分 茯神三分 炮姜五卜 陳皮分

黄芪三分 棗仁二分 當歸二分 半夏米

甘艸 六卜

引如蓮指天 水盞服

驚感寒

齊二十餘歲跟官在府當案偶有王命案犯血衣他人手执驗衣跡是人視之若驚身心駭然一竟冷战遂即不爽憎寒頭運之症曾服發散藥不效

茯神 二十　桂枝 米　棗仁 炒研 米　陳皮 米

柴胡 二十　草菓 煨 十　只殼 二十 炒　甘草 六卜

引如牛黄鎮驚丸 不拘 水盞服

麓人孫氏醫案卷貳拾肆

山左歷邑麓人孫起舜纂述
男 壽亭 懋齡
侄 慎亭 懋修 參訂

心部 分數加減存乎其人

怔忡健忘

汪三十餘歲左乳下跳動動倏而止驚止悸心神不安飲食如常一載有餘六脉沉細

赭石煅五錢 當歸三錢 龍骨煅五錢 滾痰丸錢
白芍炒三錢 牡蠣煅五錢 玉金五錢 炒只殼二錢
冬朮炒三錢 硃砂拌

共為末早晚二次每服一錢

蔣四十餘歲思慮过度耗其心血則伤心血而成心劳故現怔忡健忘之症

生地五錢　丹參三錢　党參米　五味子五分

元參三錢　當歸二錢　麥冬去心三錢　天門冬去心三錢

遠志炒二錢　棗仁炒研二錢　茯神三錢　柏子仁二錢

引加辰砂末三分　水煎服

眠不眠論

不寐

楊四十餘歲素有吐血肘下睡而不寐兼有夢遺之症

茯苓三錢 何首烏五錢 陳皮一錢 龍齒（煅）一錢

棗仁（炒研）二錢 淨萸肉二錢 歸身三錢 甘草一錢

引加元肉五錢 水煎服

鄭五十餘歲忽然不胃不寐十餘日矣

黨參一錢 茯神三錢 棗仁（炒研）三錢 硃砂三分

白朮（土炒）三錢 山藥（炒）二錢 遠志二錢 寒水石（煅）一錢

引加元肉三錢 水煎服

食後欲眠

張 五十餘歲 食入則困倦神昏欲睡

党參 三錢　茯苓 三錢　半夏 製 三錢　麥芽 炒 二錢

焦朮 三錢　陳皮 二錢　神麯 炒 二錢　山查 三錢

只殼 炒 二錢　甘草 錢

引加生薑 二片　大棗 二枚　水三碗

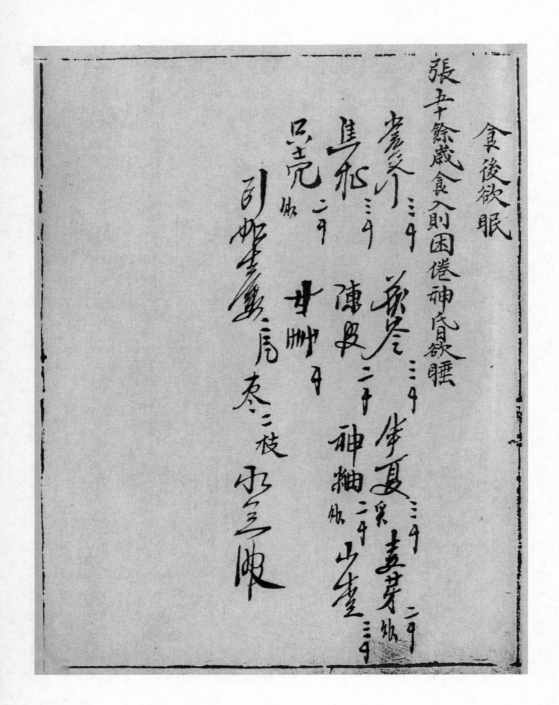

驚悸怔忡脉

驚悸怔忡。寸動而弱。寸緊胃浮。悸病仍作。飲食痰火。伏動滑搏。浮微弦濡。憂驚過徤郁。急神虧。心虛浮薄。

寸口動而弱，動為驚，弱為悸。寸口脉緊，趺陽脉浮，胃氣虛，是以驚悸。趺陽脉微而澀，澀為胃氣虛，微則不能食，此恐懼之脉，憂迫所致也。

針

神門 在掌後銳骨端陷中

通里 在腕側外腕後一寸陷中

少衝 在小指内中行去爪甲角如韭菜葉

孫氏醫案

第玖

諸汗

諸血

癲狂

譫語

飲食

胃脘疼

玉夫

麓人孫氏醫案卷玖本

卷貳拾伍

諸汗

卷貳拾陸

諸血

卷貳拾柒

癲狂

卷貳拾捌

譫忌

卷貳拾玖

飲食病
卷叁拾
胃脘疼

麓人孫氏醫案卷貳拾伍

山左歷邑麓人孫起舜纂述
男　壽亭孫樾齡恭訂
侄　竹齋孫樾修協議

心部　分數加減存乎其人

諸汗

胡氏五十歲素勞心勞碌常覺忽身熱即上焦汗熱退汗止
一日二三次不等諸藥無效

連殼二錢　川黃連研不　壯蠣煅二錢　霜桑葉二錢
山梔研二錢　羚羊角鎊二錢　菊花二錢　鮮竹葉二錢

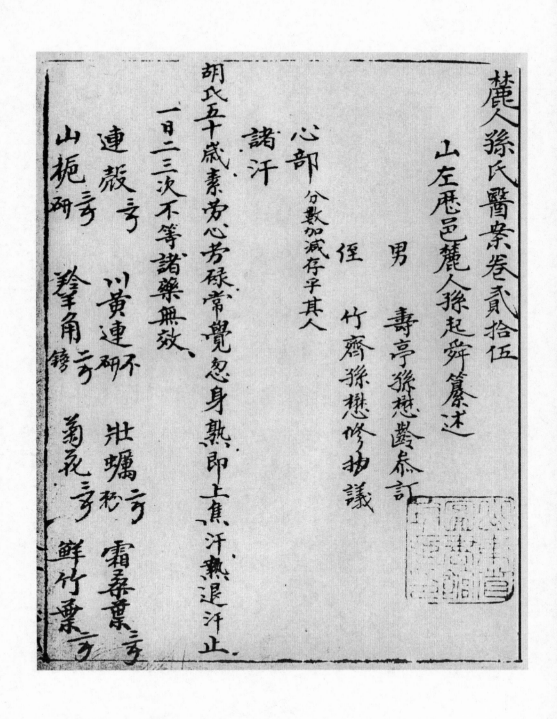

甘艸八

引加小麥一把　水煎服

自汗

年四十餘歲，前左手足不仁，今已活動而不靈用，但動則汗出，飲水吃飯亦然，右脉大於左手，

台黨參二錢　山藥一錢炒　桂枝一錢　當歸三錢

茯神塊三錢　白芍三錢生　炮附八分　椹子八分

壯蠣粉三錢　棗仁一錢半研　枳殼一錢炒　甘艸八分

引加浮小麥一把　水煎服

自汗

胡氏三十餘歲素勞心多氣滯覺熱發上焦即自汗須臾則止

此症火矣

小草三分　生白芍三分　牡蠣粉三分　山萸肉三分

羚羊二分　北五味二分　龍骨煅分　大烏梅五个

山枝炒三分

引　帕竹葉一百片　水盞服

盜汗

張氏二十餘歲晝夜憎寒交寅時盜汗心悸之症

生白芍三分　大烏梅三分　茯神三分　生耆三分

桂枝尖二分　北五味　枣仁炒研二分　甘草分

壯蠣粉二錢

頭汗　　引加小麥一把　水煎服

李三十餘歲，素日虛弱，又有邪毒，因以利藥寒涼所服甚多，為感寒，自以疎散，隨為自汗，漸至寅時頭汗之症。

首烏炙五錢　杭芍生三錢　壯蠣粉錢　元參二錢
菊花錢　當歸三錢　五味子　牛蒡炒研錢
引加地骨皮錢　水煎服

麓人孫氏醫案卷貳拾陸

山左歷邑麓人孫起舜纂述

男 壽亭 孫懋齡 參議

侄 慎亭 孫懋修 抄訂

血部

分數加減存乎其人

吐血

張三十餘歲，為志功名，勞損，於是倏然吐血甚多，驚駭恍懼，自用參芪歸芎益甚。余診右脈沉細，寬為參芪瘀痞之机。

生地五分 丹皮三分 桃仁十五粒 杏仁 炒研 蒲黃 炒研 一錢五分 鳳尾草 二分 毛根 五分

甘草一錢
引加韭菜汁童便各少許空心沖服

鼻衄

袁五十餘歲偶而鼻衄一日四五次已數日不止
山梔子炒黑三錢　荊芥炒黑三錢　槐花炒黑二錢　茜草一錢
黃芩炒三錢　前胡二錢　枳殼二錢
引加藕汁少許空心沖服

齦衄

趙小女牙齦出血口臭之症
生地三錢　赤芍二錢　黃連炒黑八分　澤瀉一錢

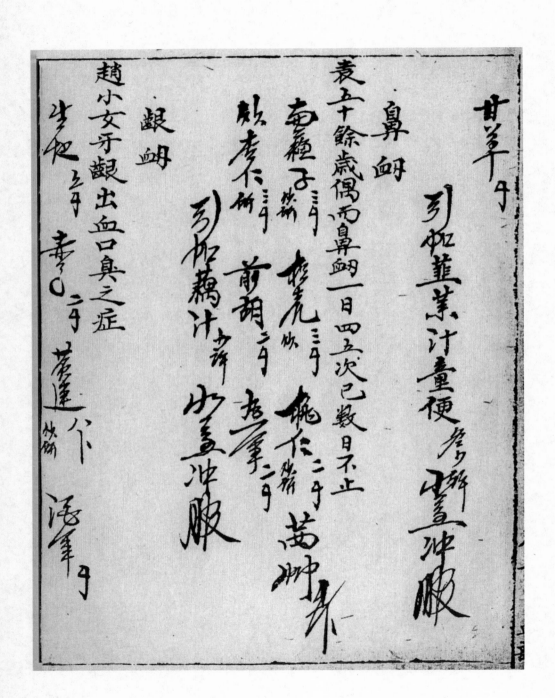

丹皮二錢　連殼錢半　梔子炒錢半　木通一錢

黃芩錢半

引加蘆根一尺許　水盞服

、吐血

李二十餘歲出外跑歸素食大烟忽吐血二口發暈心悸脈六部沉

細而數

毛根五錢　生地五錢　桃仁炒研三錢　青三錢

枳殼炒三錢　杏仁炒研三錢　丹皮三錢　通草錢半

引加童便一久許　水盞沖服

痰血

何氏四十餘歲素心悸不寐無子憂思不遂日晡寒熱嘔吐痰
血脉六部沉雜

生地五錢　赤芍三錢　茯神二錢　川貝研錢
麥冬去心三錢　李仁炒研錢　棗仁炒研錢　天皮錢
枳殼炒錢　甘艸錢
引加藕汁少許　水煎服沖

鼻衄

田四十餘歲洗臉時候而鼻衄不止之甚

荊芥炭錢　南藕節炒三錢　李仁炒研三錢　丹皮三錢
真降香錢　海沉香錢　枳殼炒三錢　桃仁炒研二錢

醋川黃三分 小生地三分，
引加藕汁童便各少許 水盅冲服

吐血便血

亓氏五十餘歲三月疫正盛行時倏而憎寒壯熱遇氣不舒則吐
血便血紫黑成塊煩燥不安之症

小生地三分 丹皮三分 杏仁三分炒研 枝子三分炒
桃仁三分炒研 枳殼三分炒 赤芍三分
引加藕汁韮菜汁各少許 水盅冲服

吐血

劉五十餘歲勞碌心事不遂倏而吐血六脈沉數

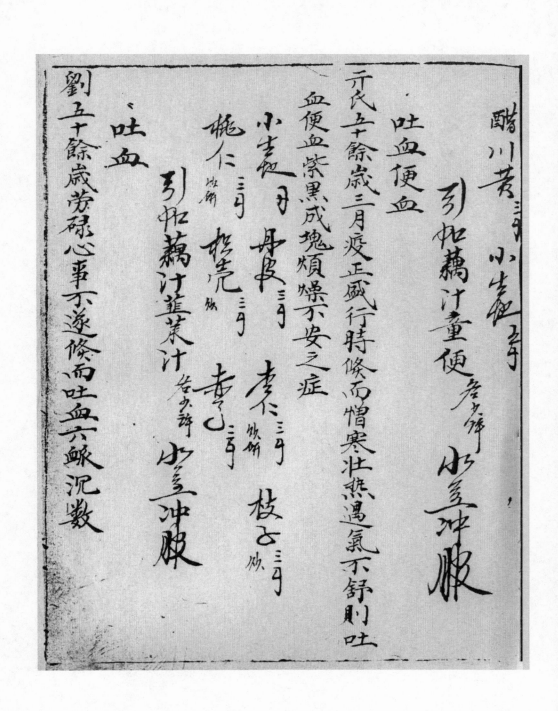

寸麥冬 志 三分　山梔 炒 二分　熟軍 二分　杏仁 炒研 三分
小生地 八分　丹皮 三分　赤芍 三分　桃仁 炒研 三分
引加藕汁 一大許　少鹽服

吐血

張二十餘歲年前病瘦愈未得復元娶親自不愛惜以致咳嗽成勞所服參茋熱藥至今年三月偶而成口吐血太多脈六部沉細

生地炭 八分　麥冬 志 三分　枳殼 炒 三分　降香 分
熟地 五分　杏仁 炒研 三分　丹皮 分　赤芍 三分
引加韭菜汁藕汁童便 各一大許　少鹽冲服

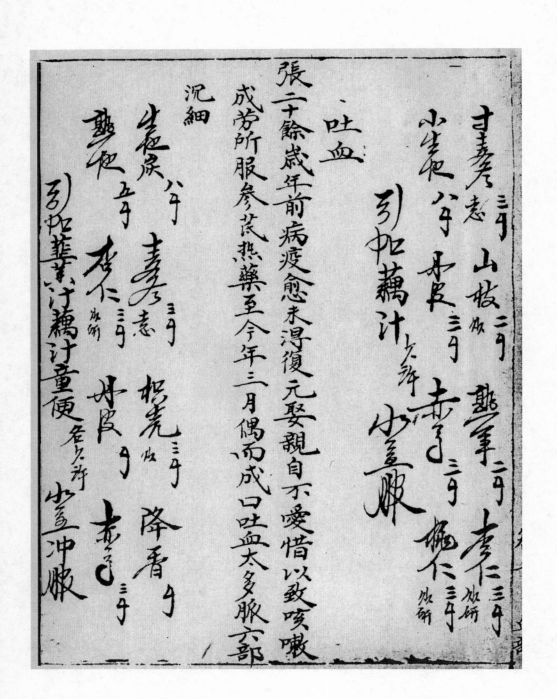

、吐血

孫女十五歲其母是年天癸至見比女其年前有咳嗽之症已經枯瘦黃面白形脫之象時四月間因住外祖家偶而吐血不止身有午熱少食日有大小便二三次不定曾服犀角地黃湯微減無間大效前湯更加熟軍三錢之多瀉去黑粘脈六部沉細

生地炭八分　棗仁（炒研）三錢　山藥（炒）三錢　茯神三錢

丹皮三錢　桃仁（炒研）二錢　扁豆（炒研）三錢　冬仁（炒研）二錢

赤芍三錢　老葦二錢　甘草一錢

引柏毛根煎湯代水煎冲藕汁（少許）服

、吐血

杜四十餘歲素有吐血舊症今忽然吐血甚多別無所苦

茜艸二錢 桃仁炒研三錢 丹皮三錢 生地五錢

鱉甲三錢 枳殼炒三錢 杏仁炒研三錢 赤芍三錢

甘艸錢

引加藕汁少許冲服

吐血

管五十餘歲吐血成塊甚多服葯得止但痰中微血咳嗽食少面枯等症

麥冬去心三錢 丹皮三錢 川貝去心研二錢 杏仁炒研三錢

百合炙三錢 生地三錢 赤芍三錢 桃仁炒研二錢

甘草錢

引加鮮藕十片 水盞冲童便少許 服

、痰血

鹿三十餘歲吐血滿口已止但咳嗽痰中帶血縷不止

參百合三錢 杏仁研三錢 川貝研二錢 丹皮三錢

大麥冬去心三錢 只殼炒三錢 生地五錢 赤芍三錢

天冬 通草錢

引加鮮藕五片 水盞服

、蓄血

戴女十九歲前曾溺血便血後止小腹堅硬作疼小便不利大便後重作

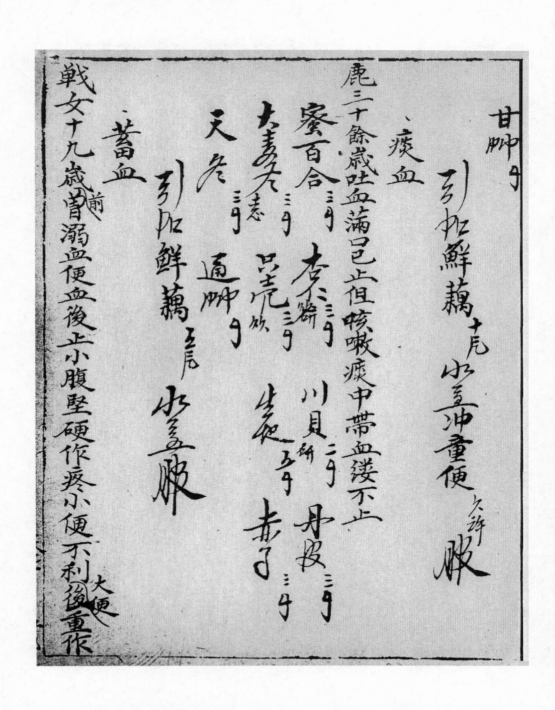

疼之症

灵脂 分 白术炒 三分 猪苓 三分 香附炙 三分

車前 二分 茯苓 三分 澤瀉 三分 元胡研 三分

歸尾 二分 桃仁炒研 三分 官桂 二分 生艸 分

引加生姜三片水煎服

小便血

趙女十八歲時常淋疼忽而便血成塊乍便乍止小腹微脹

香附炙 三分 生地 八分 桃仁炒研 三分 瞿麦 三分

歸尾 三分 赤芍 三分 元胡研 三分 豬苓 三分

澤瀉 三分 艸稍 分

引加南滑石錢　水煎服

小便血

蔡氏二十餘歲小便血淋疼小腹墜脹下有血塊憎寒壯熱大便後重脹服活血利便化瘀清熱之藥畧現清爽小便如血水無塊大便下黑糞六脈仍数

归尾錢　瞿麦三錢　生地錢　桃仁三錢炒研

赤芍三錢　扁蓄三錢　木通二錢　醋军三錢

山栀炒三錢　黄芩三錢

引加竹心十寸　滑石錢　水煎服

大便血

王四十餘歲自八月如痢日久便血粘雜下有血塊紫色紅色不常或有白濃如痢脈服台參八分滿腹痞塞畧按即疼畧食干嘔

生地炭八分　枳殼炒三分　干姜分　木香分

當歸三分　杭芍炒三分　黃連酥分　地榆炒三分

甘草分

引柏水萊菔斤切碎　水煎服

大便血

劉氏三十餘歲便血四月不止稠糞後重飲食如常脈服藥無算三分

則便數更多而無糞

生地炭 [illegible] 梔子 炒 三錢 荊芥炭 三錢 艾炭 三錢
地榆炭 三錢 當歸 三錢 阿膠珠 三錢 龍骨 煅 錢
炒茅根 三錢 甘草 錢
引 帖椿根白皮 錢 泉水煎服

吐血後悶

趙氏 四十餘歲天癸四五十日未見忽而吐血幾成盆以降血藥已止憎寒
發熱胷膈作悶兼有疼時
香附 炙 三錢 元胡 研 三錢 陳皮 二錢 桃仁 炒研 三錢
靈脂 炙 五錢 蒼朮 炒 三錢 楂炭 炒 三錢 茜草 三錢
茯神 三錢 檳榔 三錢 青[illegible] 甘草 錢

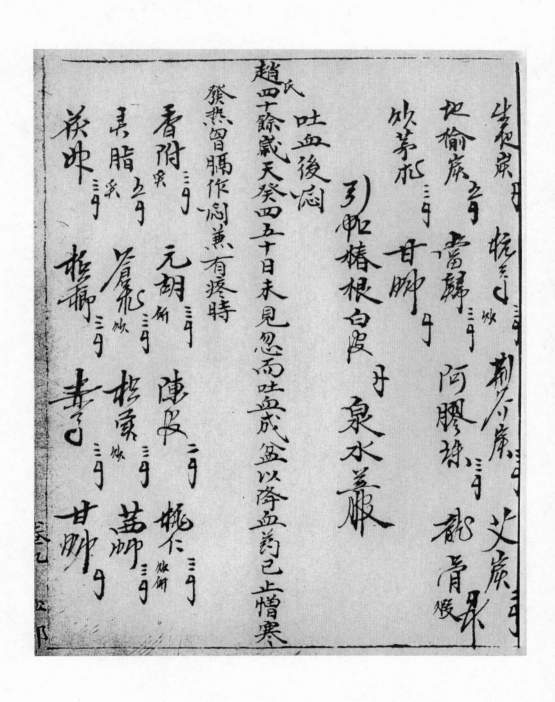

引血香元三分　月送服

便血

劉五十餘歲三月末止日夜七八次沒重硬糞色塊紫色衣有血水飲食如常脈兩尺大于寸關

生地炭八分　荊芥炭二分　當歸三分　阿膠珠三分

熟地炭五分　柴胡炭五分　赤芍三分　槐花炒三分

生香附分

引血薑炭三分　小薊十克　水送服

便血

劉二十餘歲自八月至臘月便血不止先輕時重晝夜數次下重

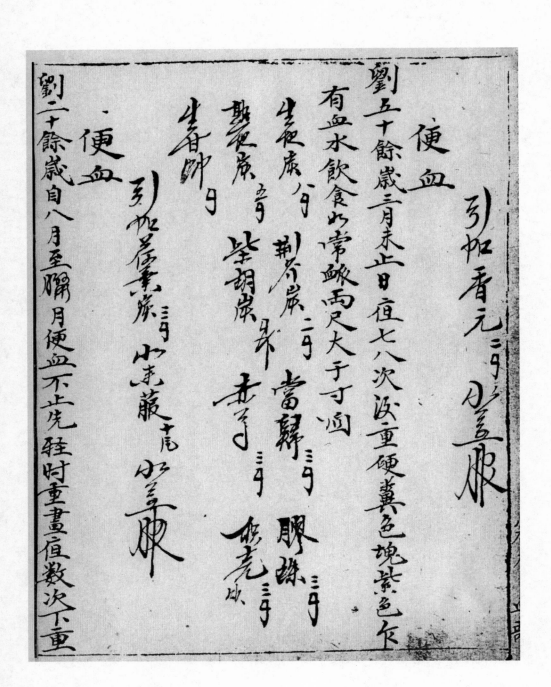

血塊稠糞初出血水
生地炭一兩　蒼朮炒三錢　澤瀉三錢　地榆炭五錢
荊芥炭三錢　茯苓三錢　豬苓　阿膠珠三錢
炒枳殼三錢　甘草一錢
引加炒萊菔炭　水煎服

吐血

王氏二十餘歲天癸四十餘日未見忽而吐血甚多六脈沉數
生地炭五錢　桃仁炒研三錢　降香末　丹皮三錢
炒杏仁三錢　枳殼炒三錢　赤芍三錢　法半夏三錢
木通三錢

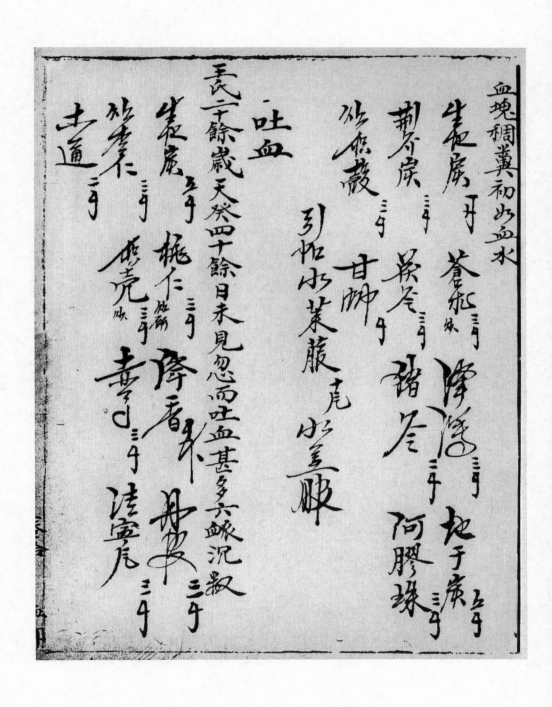

引加藕韭二汁各許 水益冲服

、吐血

魏五十餘歲素有吐血旧症偶而又發

生地五錢 丹皮三錢 桃仁三錢炒研 歸尾三錢

赤芍三錢 杏仁三錢炒研 柏葉三錢炒 甘草錢

引加藕汁童便各半許 水益冲服

、吐血

孫四十餘歲初時自疑落牙不覺嚥下有胃脘阻住於載餘飲

食如噎迄今用手揣摩胃脘即吐血塊既多胃膈左脇上

脊背兼痰如此吐血數次大便黑色兼有盗汗

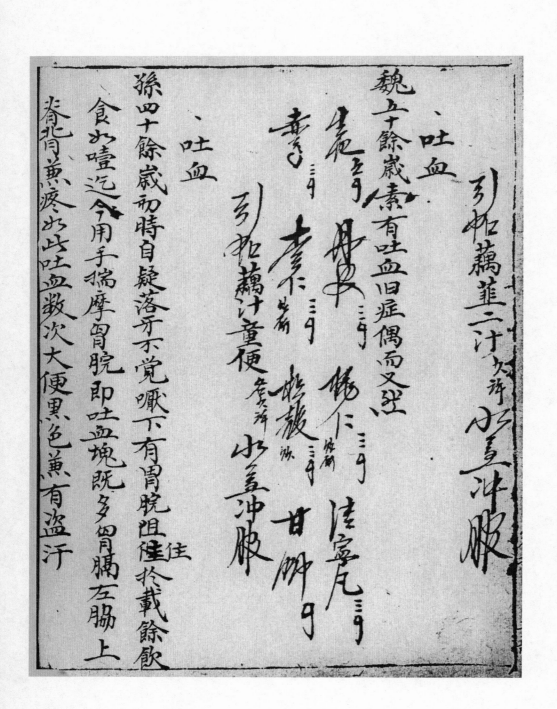

杏仁炒研三錢 赤芍三錢 焦軍三錢 丹皮三錢
桃仁炒研三錢 枳殼炒三錢 生地五錢 藕梗尺
生卸錢
引加藕汁少許水煎冲服

齒縫出血

文女十六歲條而前板牙縫出血漸次齦爛服涼劑太多不
見少效
小生地五錢 赤芍三錢 茯苓三錢 梔炭二錢
山藥炒五錢 丹皮三錢 澤瀉二錢 生卸錢
引加荷葉一角水煎服

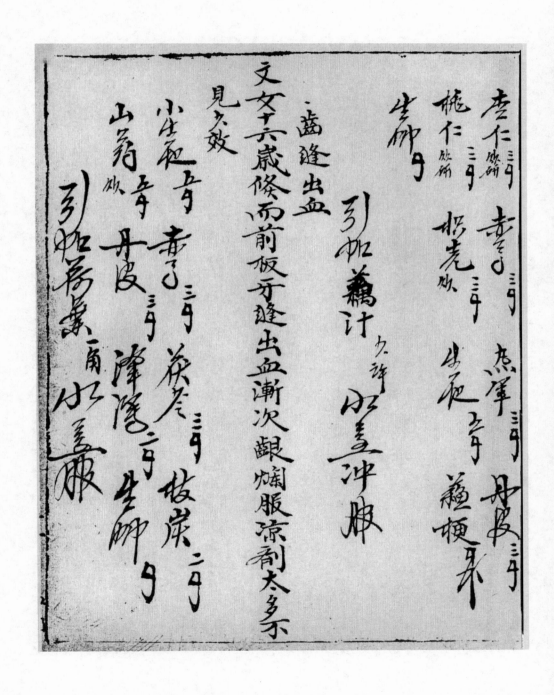

牙衄出血

張 三十餘歲 倏而吐血牙衄出血脈右涵沉濇此胃濕熱牙衄出血症也脾胃為統血之源而主肌肉今胃濕薰蒸以致胃土不得統故現衄肉血出之症治宜建中逐清濕熱庶得為要耳

黃連研分　生地八分　赤芍三分　澤瀉二分
山梔炒三分　丹皮三分　茯苓三分　連翹二分
台參錢　木通錢　甘草分
引加荊芥炭錢　水煎服

小便血

康 三十餘歲 因宿娼貪歡越日即便後見血自覺麻縈薰有

血塊腿挾蕉有疙瘩如千榔核子大

白芍三錢炒　莪朮三錢　玉金二錢研　滑石三錢

归尾二錢　澤瀉三錢　枳殼三錢炒　桃仁泥

生地五錢　引加藕節三錢　水煎服

便血

王小女糞後便血二月有餘迄今不止甫用墻之藥即腹疫則無所苦

生地炭三錢　柴胡炭一錢　艾炭一錢　當归二錢

荊芥炭五分　升麻炭一錢　地榆炭五錢　膠珠三錢

引加荷葉炭錢 水姜煎服

便血

張二三十歲自秋後便血今嚴冬糞後滴血不止飲食如常大便堅稠

當歸三錢 生地炭五錢 蒼术炒三錢 地榆炭四錢

白芍炒三錢 阿膠珠三錢 側柏炒三錢 升麻錢

引加炮姜炭 水姜煎服

吐血

崔氏四十餘歲平昔血水日久忽而服大黃五錢等破血藥大便行四五次運倒在地頭自汗如珠目不得言心悸不敢轉側之症

製耆三分 台參三分 茯神三分 五味分

歸身三分 白朮炒三分 棗仁炒三分 甘草分

引帖辰砂末三下 水盞沖服

吐血

陸五十餘歲患吐血暴湧如潮七八日不止清諸醫莫能救止清

余調治用參丹附三分 桂八分 舉家惶惑未敢遽用越二日其血益

甚更請診視求改用稍緩之方云病勢較前更劇前方正欲

改定始克有濟更加參丹五分 附五分 親友見之愈驚余云喘嘔

脫血數日不止且頭面胸熱下体厥冷厥冷正氣欲脫止之延命

在呼吸若今日不進來日不可為矣子姪輩懇其稍減參附

堅持不允力諭放胆煎服僕當坐候成功親友見此勢急且見坐候進藥料方無慮遂依方進服

臺黨參兩半　炮附尾半

生北芪二兩　安邊桂研沖分

引加童便少許　好薑糖沖服

服後火頃下体至足微汗便得睡熱覺血止喘定周身柔和漸可轉側而愈

汪四十餘歲面色蒼白平素內外过劳或為食傷則咯硬痰而帶血絲因服寒涼清肺消痰至五年餘劑声漸不清而至于啞入夜卧不寐醒來口苦舌乾而常白胎或

时喉中硬痛或胸膈痛或噯氣夜食难化或手物久
则蘇木常畏寒不能坐劳又癫疝發之内痔遇劳即
發和胗左脉沉弱而缓右脉浮数無力续發三五日一
胗或时心肺二部浮虚按不应指或时脾脉轻或按
格指重按不足力时或数或缓或浮或沉或大或小妄动
無常大脉無常血氣虚而值失用事也譬之虚伪之
人朝更夕改全無定准以脉參證其虚無疑蓋劳则
氣耗而伤肺肺伤则声哑又劳则伤脾伤脾则伤易
積為疝發痔遇劳则發此皆因劳耗其氣氣虚下陷
不能升降故也且脾喜温恶寒而肺亦恶寒故曰形

寒飲冷則傷肺以既傷之脾肺復傷於藥之虛寒則聲安得不啞云安得不胎胎者俗所謂之胃中之寒丹田有熱也夜不寐者由於逆母氣心虛而神不安也瘀中血熱者脾傷不能固血也胃痛嘈者氣虛不能健運食鬱於中而嘈氣或滯於上則胸痛故有是症

台參四分　麥冬一錢　貝母八分　棗仁二錢
鬱氏四分　當歸二錢　遠志二錢　茯神錢半
丹皮八分　葛根三分　甘草五分
引加童便半許

[illegible]

便血

王小兒八歲自五月初間糞後帶血一年有餘腹痛後便血無糞便血日夜十一二次飲食減少四肢無力之症

焦查三錢　炒黄芩三錢　蒼朮二錢炒　炒荊芥朱

茯苓三錢　地子炭三錢　枳実炒二錢　生地炭三錢

艾炭錢　炒當歸朱　甘草錢

引加血餘二卜煨沖　生姜尾　水煎服　十六七服全愈

麓人孫氏醫案卷貳拾柒

山左歷邑麓人孫起舜纂述

男　壽亭　孫懋齡　參議

侄　愼亭　　　修　抄訂

癲狂部　分數加減存乎其人

癲

黃三十餘歲忽然撫掌大笑語言不論左顧右盼如見鬼神凡時正性復明深自愧悔少頃狀態復露此乃上隔頑痰泛濫心血不得足求望不得以致痰侵心絡致現是症治宜安神養血逐痰展為要耳

生地三錢 茯神三錢 菖卜八分 胆星八分

當歸三錢 遠志二錢炒 棗仁二錢炒研 麥冬三錢去心

玉金三錢研 辰砂三分末 正珠一分

引帖滾痰丸八分研 姜汁服

狂

張四五十歲偶踰垣上房持刀殺人倮体罵詈不避親疎飛奔疾走

不問水陸此乃痰火实勝蔽塞心竅故現是症

黄連八分研 菖卜二錢 石羔三錢煅 大黄五錢

胆星八分研 辰砂一分末 枳壳三錢炒 乳香二錢砂

棗仁二錢炒研

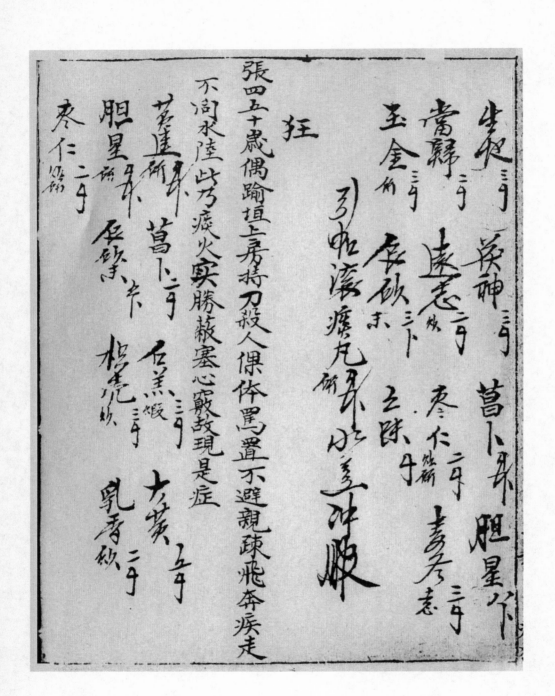

引加滾痰丸三錢研 竹瀝沖服

癲狂

李五十餘歲素有咳嗽痰血多酒之症因服蔞仁等損藥又以白朮茯苓等燥劑滌而自覺胸悶不了面赤不安乍癲乍狂六脈沉細濇

小生地二錢　天冬三錢　茯神三錢　甘草錢

大麥冬三錢去心　棗仁炒研三錢　柏仁炒研大許

引加礞石滾痰沖　童便沖　竹瀝服

狂

陳氏六十餘歲素日多思多疑忽而觸事易驚忘語不眠如癡如迷等症

製香二錢　黨參二錢　遠志二錢炒　杭芍三錢炒

歸身三錢 茯神三錢 棗仁炒研 石斛三錢
引加鮮竹葉二十片 小麥一把 水煎服

癲狂

王氏四十餘歲素日心悸自覺心空項下左有瘡已破前曾心悸忽而如風頭肩抽跳心悸如左脇有塊滿腹穿跳又忽而自哭自笑面腫自汗脉左三部雜亂不安前皆服化痰去風之藥無效

製香附三錢 黨參三錢 茯神三錢 龍齒煅三錢
歸身三錢 白朮炒三錢 棗仁炒研二錢 首烏三錢
梔子炒一錢 甘草一錢
引加辰砂末三分 水煎服

癲狂

李五十餘歲前有此痰病日久肥胖多痰心悸內空忽而週身頭肢振跳腹內如有米粟穿跳不安又自覺稱言腹中若笑又竟自大笑身熱口乾不渴面腫不寐心悸前服化痰舒氣等藥醫師五位皆言痰老生風服藥微效越日復舊已經三月有餘余診視六脈雖左手尤甚此由素日思心肝虛傯不得安養神明故現等症

茯神三錢　龍齒煅錢　台參三錢　製耆三錢

棗仁炒研二錢　梔子炒三錢　歸身三錢　白朮炒三錢

甘草錢

引加鮮竹葉五十片　水煎服

癲

張三十餘歲向來心事不遂條而狂言罵詈忽好忽急靜則愧悔前語妄則妥即所不為刺下産後未滿百日

生地 錢　棗仁 三錢 炒研　蓮 研 二錢　香附 三錢 炙

當歸 二錢　梔子 炒 三錢　玉金 研 二錢　鐵華 錢

甘艸 錢

引加辰砂末 五分 水姜冲服

又服

玉金 三錢 研　白凡 八錢 末 水冲服

倒痰

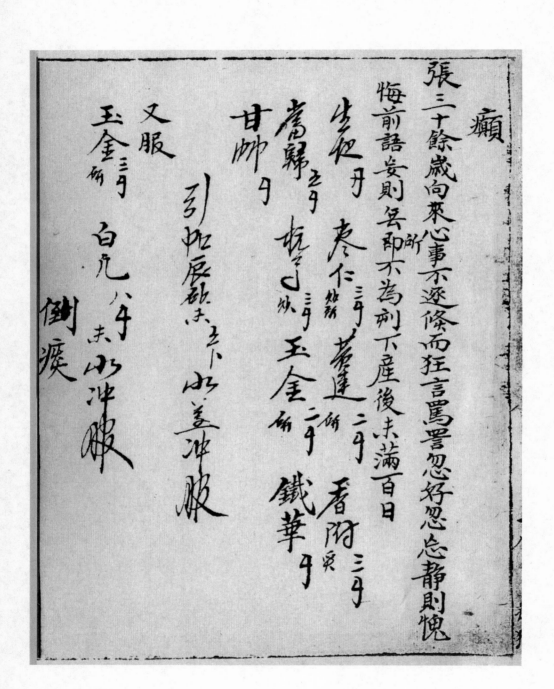

麓人孫氏醫案卷貳拾捌

山左歷邑麓人孫起舜纂述

男 壽亭 孫懋齡 參議

侄 慎亭 孫懋修 抄訂

譫忘部

分數加減存乎其人

忘語

陶氏三十餘歲因夫婦口角正當天癸始行一日從此即止不二日則寒熱交作請醫治之皆言疫瘟急忘妄語高声刻下客安面紅目赤大便二三日一次舌中黄白胎一条服硝黄益甚神似有餘脉六部沉細而伏

茯神三錢　赭石煅三錢　杭白芍炒三錢　半夏炙三錢
棗仁炒研二錢　龍齒　龍骨煅錢　生地八卜　廣皮二錢
犀角二錢　當歸三錢
引加牛黃清心丸二粒　鐵落末三卜　鮮竹葉五十片　紫薇
痰迷竅絡妄語

魏氏三十餘歲偶然悶吐神倦多睡言語錯亂忽清忽忘自語明白而又
言糊塗少食干嘔舌脹等症

菖蒲二錢　茯苓二錢　枳殼炒二錢　代赭石煅錢
半夏炙三錢　陳皮錢　玉金研錢　生棗仁研錢
台參二錢　甘草錢

引加鐵鏽末一錢 水煎服

心熱忘語

武氏六十餘歲自夏月至八月發熱無時舌干夢語不食等症清燥等藥治之無效

青蒿三錢 扁豆生三錢 廣皮二錢 枳殼炒三錢

黃連炒一錢 茯苓三錢 半夏炙三錢 甘草一錢

引加鮮竹葉三十片 水煎服

昏倦忘語

杜七十餘歲心事紛多思慮不遂志意忽而神倦不食寤則忘語六脈沉微

白芍三钱 五味钱 廣皮二钱 棗仁炒研
麦冬去心三钱 黄連研钱 茯神三钱 半夏三钱
枳壳炒三钱 甘草钱
引加鲜竹叶三十片 水煎服

劳碌忘語

桂 六十餘歲操心劳碌夜則忘語口渴脈六部沉细
製著三钱 白芍三钱 五味子 茯神三钱
歸身三钱 麦冬去心五钱 小草三钱 棗仁炒研二钱
枳實炒三钱 甘草钱
引加龍齒煅钱 原砂米汁三下 水煎服

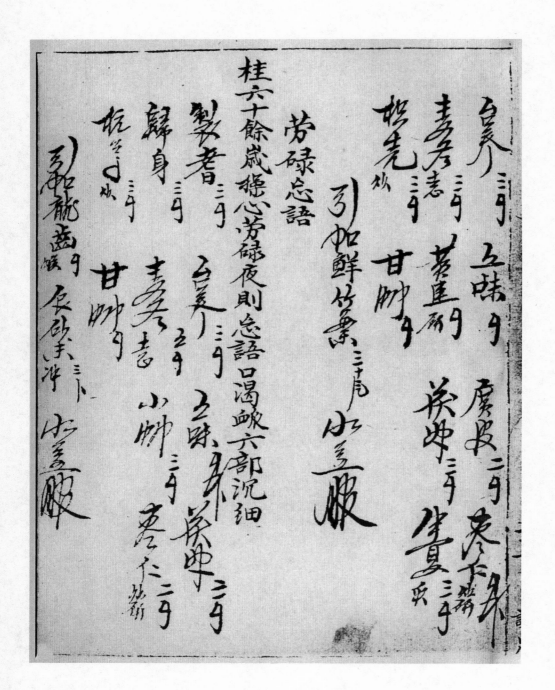

劳碌妄語

張五十餘歲年底操心思慮忽而遍身起斑青紫色皆謂楊梅所服五虎湯兼有薰藥以致夜忘語心氣荒惚倦倦之甚

茯神三分　五味子　麥冬三分　遠志三分

棗仁炒研三分　著三分　归身三分　白朮炒三分

龍齒煅分　白芍炒三分　甘草分

引加辰砂末三分冲入送服

心驚忘語

路四十餘歲連得大驚忘言忘見病似鬼邪六脉沉数而虛弦

麥冬三分　茯苓三分　黄芩三分　竹葉朱

白朮炒三錢　廣皮二錢　蓮研錢　犀角錢

甘草錢

引鮮薑汁少許　水益冲服

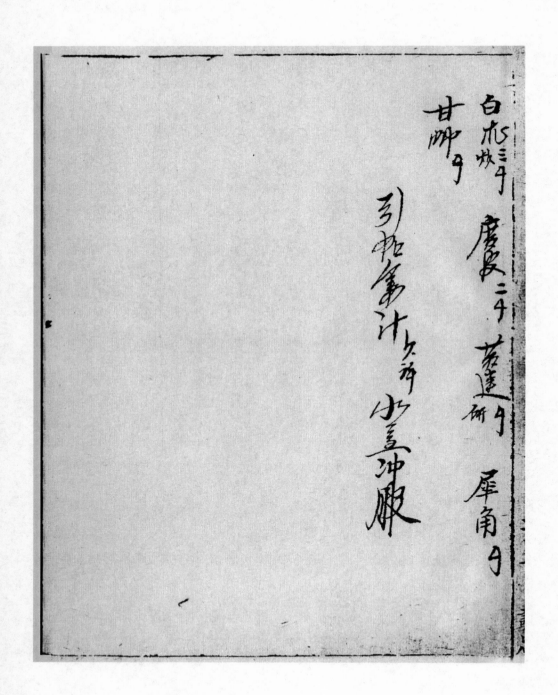

麓人孫氏醫案卷貳拾玖

山左歷邑麓人孫起舜纂述

男壽亭孫懋齡參議

侄愼亭孫懋修抄訂

飲食部 分數加減存乎

食少

李氏孀三十餘歲憂慮傷損心脾時常頭暈耳鳴心悸食少大便常似後重

製芪三錢　党參三錢　茯神三錢　升麻炒五分

歸身三錢　焦朮三錢　棗仁炒焦二錢　柴胡炒五分

廣皮 米 甘艸 分

引生姜 三片 棗 三枚 水二盞 服

氣短食少

李 四十餘歲 素病後今因送考 暑動則氣喘食少 面枯 六脈沉細而軟

人參 三分 五味 五卜 小橘紅 米 炙黄芪 五卜

白朮 炒 三分 茯苓 三分 製半夏 三分 炮姜 生 三分

甘艸 分

引柏甜杏仁 炒研 米 水二盞 服

不思食

董氏 五十餘歲 昔日好酒 戒則年餘 今自四月食即吐 止 六月吐止 不思

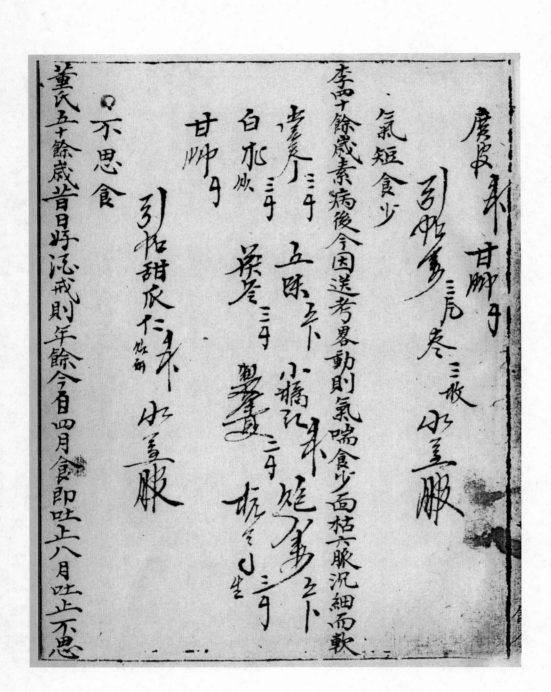

食不渴腹脹大便數日不行言語甚壯

廣皮二錢　茯苓三錢　李仁研二錢　萊菔子炒研三錢

半夏炙三錢　枳實炒三錢　腹皮三錢　南木香分

砂仁研三分

引加水萊菔十片　冲服

、倒飽

張氏三十餘歲飲食不甜食都不少早飯食下已得消腐午飯食下即

在胃脘停畜直則腹作脹腸鳴不安脉右濇沉濇

麥芽三錢　茯苓三錢　半夏炙三錢　木香南分

白术炒三錢　廣皮二錢　楂肉炒三錢　建曲三錢

甘草一钱　引加生姜三片　水煎服

不思食

李四十餘歲素虛弱形体瘦微夜不寐心悸吐倦食少無味二月有餘六脈沉細

白參三钱　茯苓三钱　陳皮二钱　木香一钱

白朮炒三钱　棗仁炒研二钱　枳殼炒二钱　砂仁研三分

炙草五分　甘草一钱

引加橘餅一個　水煎服

懶食

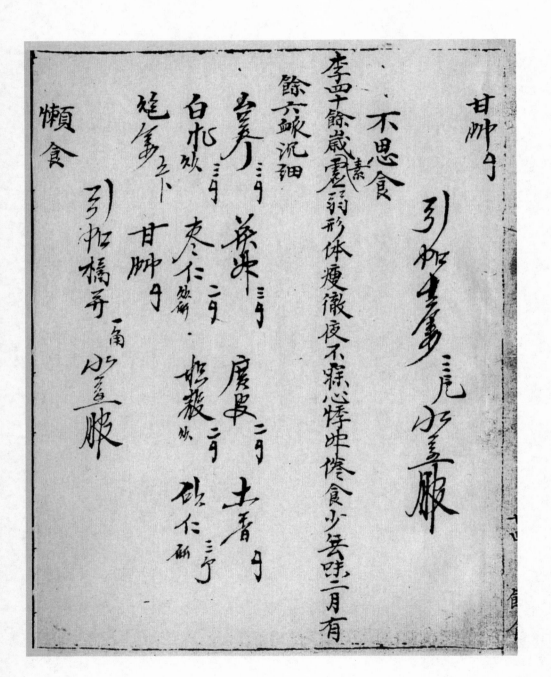

桂四十餘歲傷食泄瀉已止但胃脘不和懶食体倦等症

蒼朮（炒）三錢 枳殼（炒）三錢 麦芽（炒） 朮 枳實（炒）二錢

廣皮二錢 砂仁（炒）二錢 茯苓二錢 甘草一錢

引加生姜三片 水煎服

食即脹

張氏三十餘歲天癸三月未行飲食不甜畧食即脹脉六部沉濇

蒼朮（炒）三錢 枳殼（炒）三錢 麦芽（炒） 朮 枳實（炒）二錢

陳皮二錢 神曲（炒）二錢 茯苓二錢 甘草五分

引加生姜三片 水煎服

神曲換木香一錢 麦芽換半夏三錢 去甘草 加砂仁五分

憂思傷脾

王氏二十餘歲因眷母同佛山進香倏然斃死于山下驚慮难免從此懶食飡悶神倦不爽曾服消尅之劑不效脉六部沉细

白朮炒 三錢　台參 三錢　青皮 錢　茯苓 三錢

半夏製 三錢　廣皮 二錢　白芍炒 三錢　甘草 錢

引加生姜 三片　水煎服

食少

王六十餘歲前以噎症咳嗽自覺咽有痰悶每食僅食一碗常欲闭目不言脉六部沉微

台參 三錢　茯苓 三錢　半夏製 二錢　枳殼炒 三錢

山藥炒 錢　廣皮 二錢　杏仁加研 二錢　葛根 五分

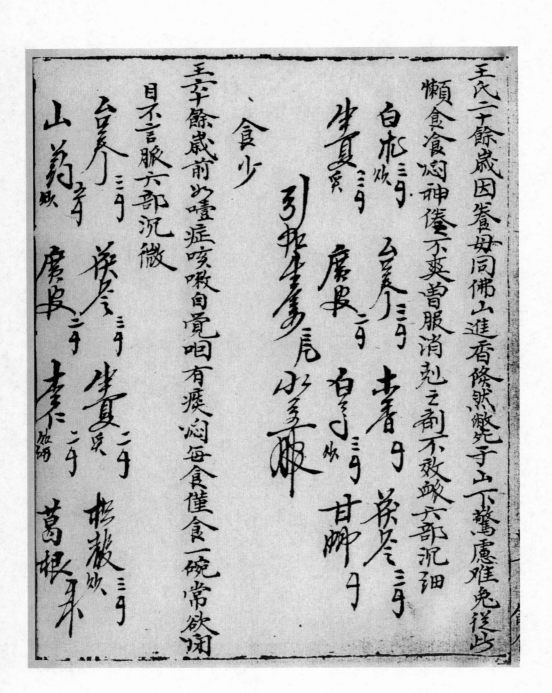

甘草 三分　引加生姜一片　水煎服

食物如消

張二十餘歲自三月忽然體胖一家驚異雖胖良有肉堅內服脹常
有心空食物如消見症狀周身涼如振手若有汗意脈六部沉微
升麻炭 六分　茯苓 三分　黨參 三分　製蒼朮 炒麻 三分
柴胡炭 八分　棗仁 炒研　白朮 炒 三分　歸身 三分
生甘草 分　附片 炮 分　桂枝 米
引加冬瓜仁 研 三分　水煎服

和胃

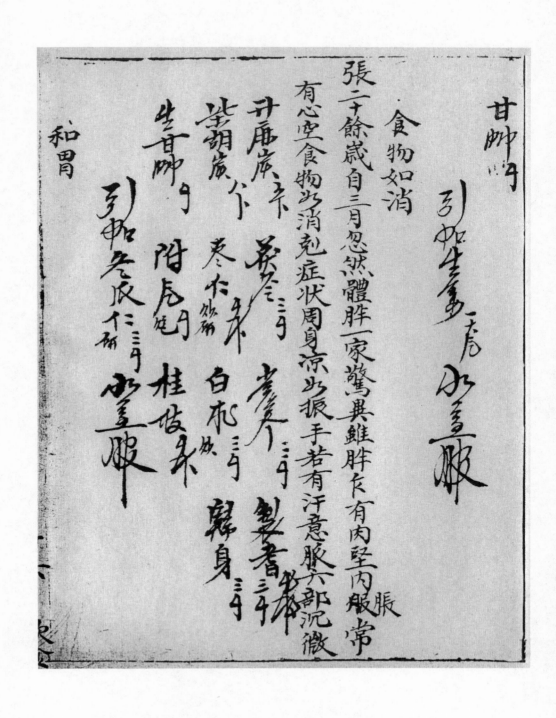

王六十餘歲腹脹氣痹得李仁明粉大便于硬下之一次覺内清爽不多飲食脉右屆沉緩

香附炙三分　蒼朮炒三分　檳榔三分　山查炒二分

木香分　枳實炒三分　李仁研三分　厚朴二分

川朴薑炙二分　甘草分

引竹葉二尾　水煎服

脾虛

張氏四十餘歲略食即脹疼脹平胃微覺少爽但夜則背寒胃脇脊背串脹作疼食即在胃脘停住作脹等症脉右屆沉濇而軟

陳皮二錢　茯苓三錢　半夏炙二錢　旋覆花二卞

於朮炭三錢　廣皮二錢　木香南一錢　桂枝二錢

枳實炒三錢　甘草一錢

引加生姜三片　水盅服

胃虛

陳氏三十餘歲病已日久現今食已吞甜食下即胃脘撐（撑）脹身體干瘦脉兩關沉細而軟此乃胃病脾不病也

台皮三錢　陳皮二錢　砂仁研一錢　茯苓三錢

蒼朮炒三錢　枳殼炒三錢　木香一錢　半夏炙二錢

旋覆花卞　枳實炒三錢　甘草一錢

引加生姜片水盞服

食則易飢

張氏二十餘歲體胖内虚心悸畧有勞碌則懶言食多補空之象曾

右覺熱又覺復熱上衝則更飢六脉沉細

製香附五錢　羌活五錢　蒼朮三錢　升麻八卜

當歸身三錢　柴胡三錢　熟地丹　小艸二錢

鹽炒香附二錢　甘艸一錢

引加鮮苦菜三錢水盞服

倒飽

王氏四十餘歲氣怒凝痞胃脘作疼今疼已止但食即倒飽兼以素

靈脉六部沉微

白朮炒 三分　乾薑 三分　半夏炙 三分　杭芍炒 三分

茯苓 三分　廣皮 二分　木香 分　煨薑 六分

甘草 分

引加生薑三片　少服

倒飽

曲氏五十餘歲面形枯瘦畧食則日晡作脹夜則尤甚

台參 三分　茯苓 三分　半夏炙 三分　木香 分

白朮炒 三分　陳皮 二分　枳殼炒 三分　煨薑 分

枳實炒 三分　甘草 分

引加生姜三片 水煎服

不欲食

陳氏四十餘歲不欲食夜至五更时腹疼黎明即去大便三四日一次塘糞

於术三錢炒 陳皮二錢 木香一錢 砂仁三分研

蒼术三錢炒 枳殼三錢炒 建曲二錢 炮姜一錢

甘草一錢

引加生姜三片 吳茱萸一分研 水煎服

不思食

楊氏五十餘歲脾虛胸悶心中懊憹腹脹脇微疼惓怠目欲

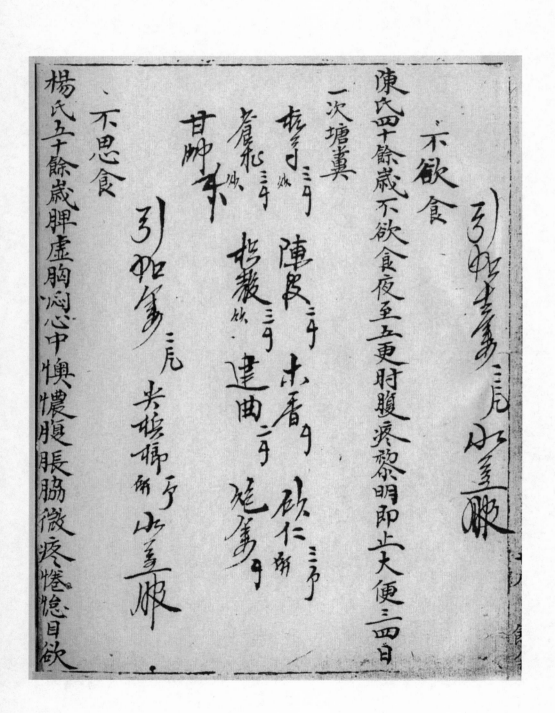

閉不思食服大黃石羔去滯之藥數劑諸症更甚予胗六脈沉濇此
係運化失常轉輸之為以致津液不得流行故現是症

茅朮炒一錢　枳殼炒一錢　木香五分　半夏製一錢
廣皮五分　檳榔二分　砂仁研三分　茯苓一錢
香附炒一錢　甘草五分

引加生薑三片　水煎服

麓人孫氏醫案卷叁拾

山左歷邑麓人孫起舜纂述

男壽亭孫懋齡叅議

侄慎亭孫懋脩抄訂

胃脘疼部 分數加減存乎其人

寒疼

劉氏五十餘歲因食凉肺則胃脘作疼惡心煩悶等症

炮姜二朱 陳皮二錢 茯苓三錢 木香錢

半夏製三錢 蒼朮炒三錢 枳實炒三錢 檳榔五錢

[illegible]炒研錢 官桂二錢 杏仁研三錢 甘草錢

引加生姜五片 水煎服

胃脘疼

李四十餘歲怨而胃脘疼作嘔吐惡心

蒼朮炒三錢 枳實炒三錢 茯苓三錢 神曲錢炒斷

陳皮二錢 檳榔五錢 半夏薑三錢 砲姜二錢

木香錢 甘草錢

引加生姜三片 干木瓜三大片 水煎服

氣疼

徐氏五十餘歲着不遂以致胃脘衝疼惡心吞酸

香附炒三錢 蒼朮炒三錢 枳實炒三錢 半夏薑三錢

元胡（研）三錢　陳皮二錢　茯苓三錢　檳榔五錢
木香一錢　炮姜末　甘草一錢
引加生姜三片　水煎服

氣疼

張氏三十餘歲素患嘔酸忽為氣滯咳則引疼食少夜悶等症
木香一錢　香附（炙）三錢　枳實（炒）三錢　茯苓三錢
砂仁（研）五分　元胡（研）三錢　檳榔五錢　半夏（炙）三錢
甘草一錢
引加蓮楷三錢　水煎服

胃脘小腹疼

董氏廿餘歲吐食已久今處得吐並第不食胃脘兼小腹作疼兼

有吐水酸味又有吐蚘六脈沉细

梔子生 三钱　黄連研 钱　川椒炒研 钱　烏梅 三钱

官桂 三钱　炮姜 二钱　半夏炙 二钱　檳榔 二钱

枳實炒 三钱　茅术炒 三钱　陳皮 二钱　甘草 钱

引加生姜五片　水煎服

胃脘疼後重

郭氏五十餘歲素多氣怨而胃脘作疼兼以後重等症

紫朴姜炒 二钱　木香 钱　香附炙 三钱　蒼术炒 三钱

酒軍 三钱　砂仁研 五分　元胡炒 三钱　枳實炒 三钱

廣皮二分 檳榔四分 甘草四分

引加生姜三片 水煎服

食滯疼

江四十餘歲胃食粽子寒热如瘦又吐瀉不止今前症皆去惟胃

脘衝疼

檳榔五分 延胡二分 木香四分 蒼朮炒三分

枳實炒三分 山查炒焦四分 半夏製三分 茯苓三分

陳皮二分 甘草四分

引加生姜三片 粽子炭少許 水煎服

食滯疼

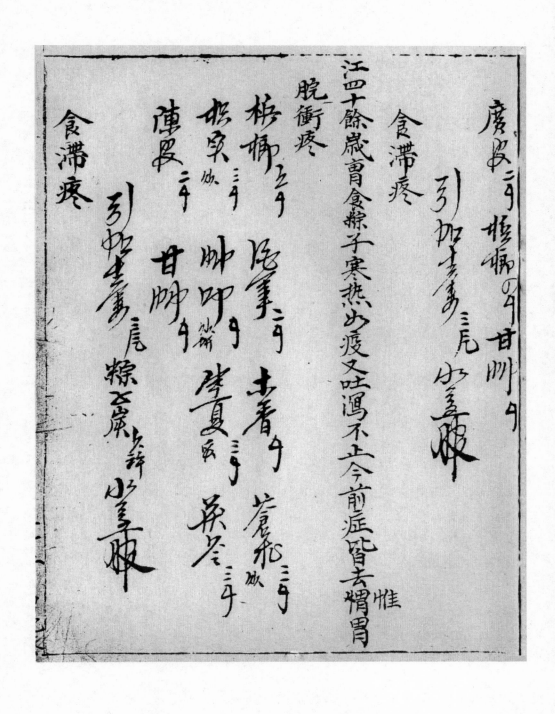

王氏三十餘歲氣悶食滯胃脘作疼

香附炙三分　蒼朮炒三分　枳實炒三分　茯苓三分

木香一分　陳皮二分　檳榔五分　半夏炙三分

甘草分

引加生姜三片　水煎服

胃脘急疼

徐六十餘歲偶然胃脘沖疼嘔吐肢冷六部沉遲

草叩炒研分　蒼朮炒三分　陳皮二分　茯苓三分

干姜二分　枳實炒三分　半夏炙二分　檳榔五分

甘草分

引根生姜三片水煎服

胃脘疼

王三十餘歲胃脘疼疼甚則嘔吐六脉沉遲

蒼朮炒 三分 天麻 二分 枳实炒 三分 槟榔 三分

茯苓 三分 半夏姜 三分 木香 分 砂仁炒研 分

干姜 米 麦仁研 三分 甘草 分

引根生姜三片水煎服

胃脘疼

李四十餘歲素有積痞胃脘疼痛延期半載未愈所服皆削

尅剤復針之疼稍止而神敗頭疼氣喘便溏而兼有後重之

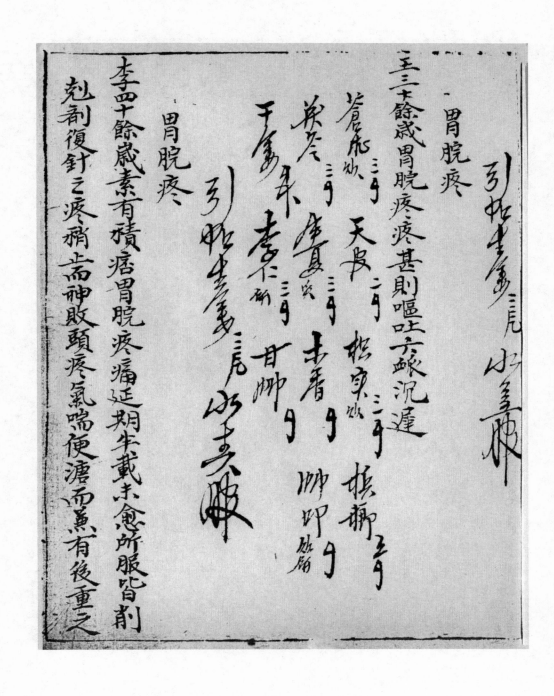

意又服末藥牽牛三稜等藥神效之甚食少自汗倒飽脈六部沉細而軟

製黃耆三兩　白朮炒三兩　茯苓三兩　柴胡炒八卜
台黨人三兩　當歸三兩　升麻炒六卜　川芎二兩
炒棗仁炒研　甘草一兩
引加生薑三片　水煎服

胃脘疼

鄭氏三十餘歲望形似氣滯不舒憂慮滯結喘声不暢向之胃口左脇衝疼及背兼疼疼極則嘔吐病發時即二便不利脈右關沉沈緩

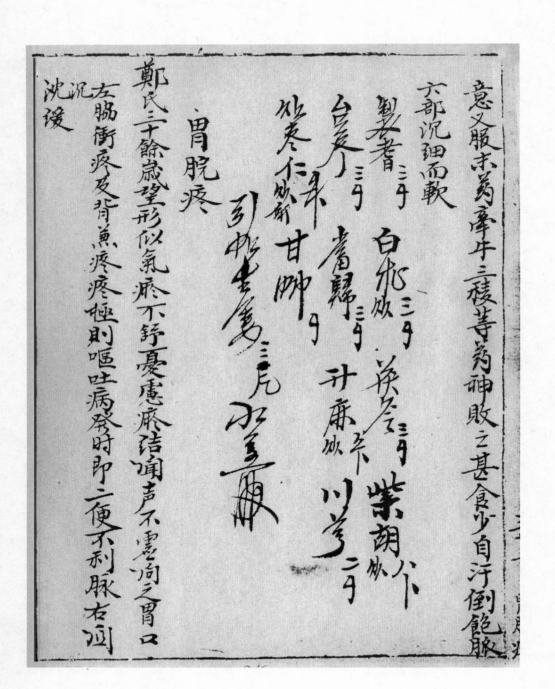

茯苓三分 木香一分 陳皮三分 枳實三分
半夏炙三分 蒼朮炒三分 香附炙三分 檳榔炒一分
[illegible]炒研一分 甘草一分
引加生薑三片 水煎服

胃脘疼

賈氏三十餘歲胃脘疼已久不时即發疼極即吐白漠綠水兼有吐
蟲之時右脈沉濇而雜

[illegible]炒研一分 莪蒁研一分 檳榔五分 陳皮二分
旋覆一分 枳實炒三分 蒼朮炒三分 木香一分
烏梅五分 茯苓三分 半夏炙三分 甘草一分

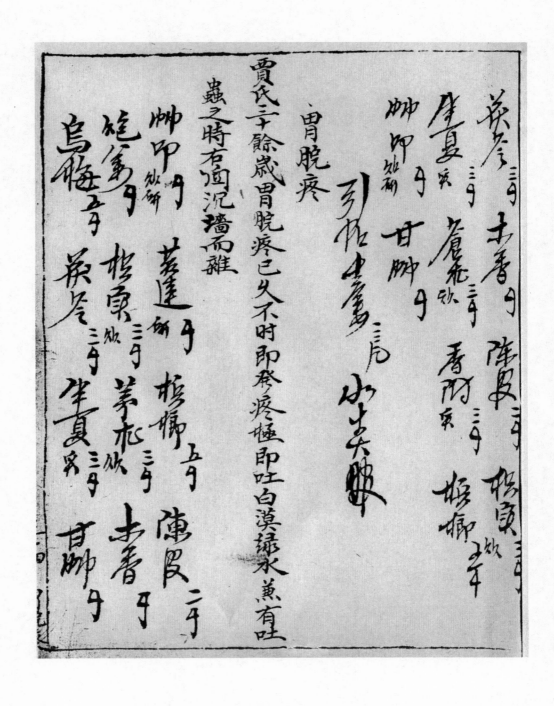

引加生姜三片 枳實服

胃脘脇疼

楊氏三十餘歲得氣經候不調兼以胃脘左脇疼痛服調氣止痛川芎李仁牽牛等藥劑下不效仍疼兼以吐虫惡心吐漠

黃連錢　蒼术炒三錢　烏梅七个　枳實三錢

君子十个　陳皮二錢　香附炒三錢　檳榔炒二錢

半夏炒三錢　茯苓三錢　甘草錢

引加白果十　葉藤一斤代湯　枳實服

血疼

李氏三十餘歲素有胃脘疼今疼丕甚但大便黑腹鳴則疼

灵脂炙八分　干姜五分　枳實炒三分　杏仁炒研三分

桃仁炒研二分　艸叩炒研一分　檳榔五分　茅朮炒三分

天皮二分　甘艸一分

引加干艾炭二分　水煎服

蟲疼

王氏六十餘歲胃脘疼乍疼乍止兼背脹疼脉六部沉遲

台烏三分　枳實炒三分　君子十五个　炮姜二分

蒼朮炒三分　檳榔五分　烏梅二个　艸叩炒研一分

川連研一分　百部一分　丸子研一个

引加花椒九个　水煎服

胃脘蟲疼

徐氏三十餘歲素患忽胃脘作疼服平胃檳榔溫葯不效又服大黃五分李仁牽牛等大便不行更脹面黃更瘦不堪狼狽之甚六脉沉细

台參三分　黃連炒分　君子十分　百部分

白朮炒三分　干姜分　烏梅五分　雷丸炒二分

檳榔三分　甘草分

引加榧子仁炒十分　水煎服

胃脘停水疼

宋氏四十餘歲觸氣停水感寒以致腹脹衝疼寒熱往來妄語

等症

香附炒 三錢 蒼朮炒 三錢 枳實炒 三錢 砂仁炒研 錢

木香 錢 陳皮 二錢 檳榔 五錢 李仁研 三錢

茯苓 二錢 紫蘇 二錢 甘松 錢

引加生薑 三片 水煎服

胃脘蟲疼

張氏五十餘歲素有胃脘作疼服平胃加添即今乍疼乍止衝疼不已

自汗干嘔兼脊背撑脹脉六部沉细

君子 十个 台烏 三錢 檳榔 四錢 砲薑 錢半

黄連研 錢 白朮炒 五錢 烏梅 五个 百部 錢

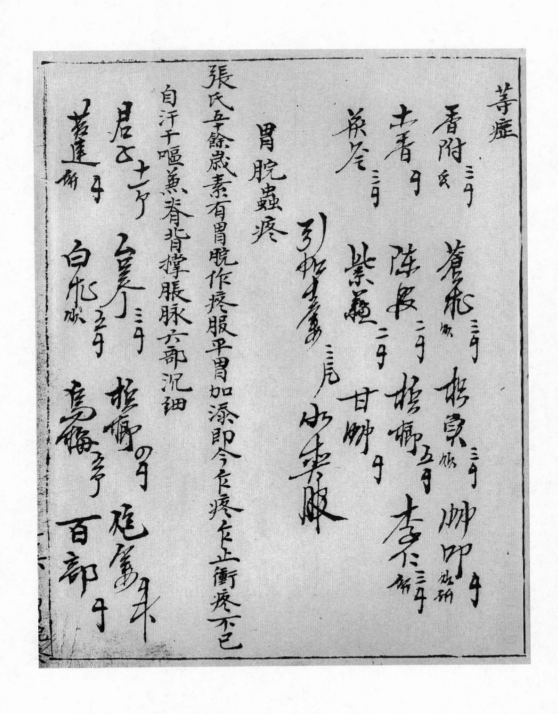

甘艸錢
引加生姜三片　水煎服　醋冲少許

胃脘疼
李氏二十餘歲偶而胃脘作疼惡吐作醋酸
木香錢　蒼术炒三錢　檳榔五錢　半夏炒三錢
茯苓三錢　枳實炒三錢　陳皮二錢　艸叩研錢
旋覆花　杏仁研四錢　甘艸錢
引加生姜三片　水煎服

胃脘疼
王氏七十餘歲胃脘右脇作疼乍疼乍止飲食不甜百日有餘昔

胖今有瘦六脉沉细
党参三钱　茯苓三钱　橘红二钱　干姜五分
白术炒三钱　半夏制三钱　黄連研一钱　烏梅二个
神曲炒研一钱
引生姜三片　水煎服

胃脘疼
夏氏六十餘歲着氣停水以致胃脘輪疼畧食即吐等症
蒼术炒三钱　橘红四钱　半夏制三钱　茯苓三钱
陈皮二钱　枳实炒二钱　木香一钱　砂仁研二钱
神曲炒研一钱　甘草一钱

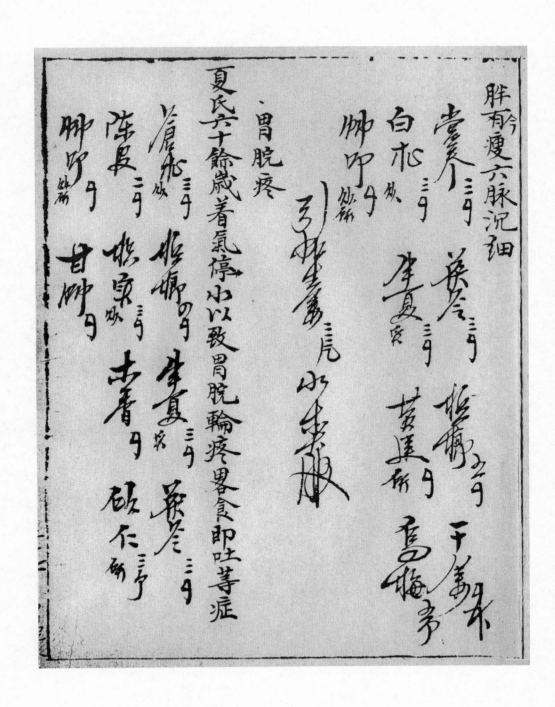

引加姜三片 水煎服

胃脘疼

王氏五十餘歲向來胃氣疼旧症五六年未發今為觸氣停飲疼時串無定處疼則着人急按或胸脇脊背等處或衝上則胸不透氣脉兩関沉緩

蒼术炒 一錢　枳實去穰炒 一錢　草蔻研 一錢　李仁研 一錢

陳皮 一錢　檳榔 一錢　炮姜 八分　烏梅 一枚

引加花 十二粒　甘草 一錢　水煎服

和胃

一男六十餘歲腹疼氣痞得李仁下之明粉下之大便干硬下之一次覺内清

爽不多飲食右關沉緩

香附米三錢 蒼朮炒三錢 橘紅三錢 川朴三錢

青[illegible]錢 枳實炒三錢 李仁研三錢 山查炒三錢

陳皮二錢 甘艸錢

引加生薑二片 水煎服

食滯驚觸

一小女夜熱咳嗽腮紅驚惕不安腹脹少食不大便

生地五錢 麥冬去心二錢 枳實炒三錢 黃連研八分

丹皮三錢 骨皮三錢 川芎三錢 勾藤末

明粉錢 甘艸錢

一男十五歲胃悶飲食不下右脉沉緩
引加烏梅少許 水煎服
蒼朮炒二錢 枳殼炒三錢 木香錢 砂仁一錢
陳皮二錢 山查三錢 檳榔三錢 神曲二錢
甘草錢
引加生姜三片 水煎服

一氏三十餘歲氣悶食滯胃脘疼
木香南三錢 蒼朮炒三錢 枳實炒三錢 半夏炙三錢
香附錢 陳皮二錢 茯苓三錢 檳榔五錢
引加甘草錢 生姜三片 水煎服

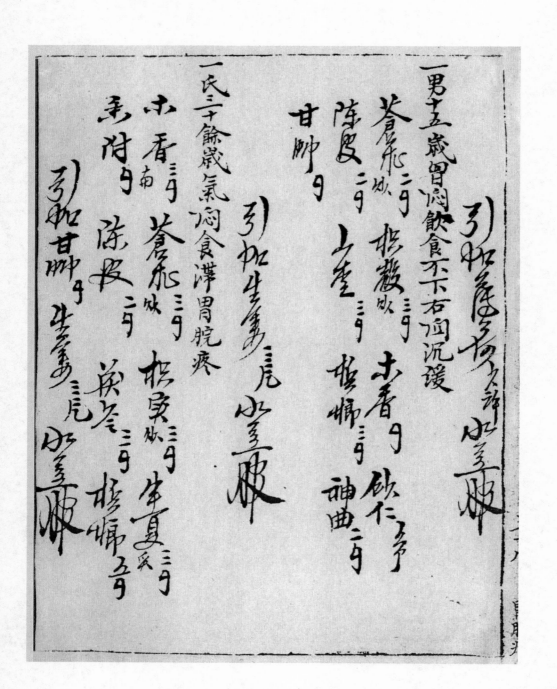

一男六十餘歲偶然胃脘衝疼嘔吐肢冷六脉沉遲
蒼朮（炒）三錢　茯苓三錢　半夏三錢
陳皮二錢　草叩一錢　枳實三錢　檳榔二錢
甘草一錢
引加生薑三片　水煎服

胃脘疼

一男四十餘歲素有積痞中脘疼痛延期半載未愈所服皆稍克之劑
復尅之疼稍止而神敗頭疼氣喘便溏而兼後重之意又服木香白
丑三稜等神敗之甚六脉沉細而緩食少自汗倒飽
製耆三錢　白朮三錢　黨參三錢　茯苓三錢

當歸三錢　棗仁炒　升麻炒六分　川芎二錢
柴胡炒八分　生地錢
引生姜三片　水煎服數劑而愈

一氏三十餘歲望形似氣痞不舒憂慮痞結胸声不虛胸之胃口左脇衝疼及背蕉疼疼極則嘔吐切脉右關沉病叢時即則二便不利
蒼朮三錢　枳實三錢　香附三錢　藿梗三錢
陳皮二錢　檳榔五錢　木香錢　半夏三錢
砂叩錢　甘草錢
引生姜三片　水煎服

一氏四十餘歲胃脘滿腹作疼六脉沉遲

蒼朮一錢 枳實一錢 茯苓一錢 桃仁錢
陳皮一錢 檳榔一錢 半夏三錢 炮姜末
木香錢 甘草錢
引生姜三片 水煎服

一氏三十餘歲胃脘疼已久不時即發疼極即吐白漠綠水兼以吐虫時
右脉沉濇而離
蒼朮三錢 枳實三錢 桃仁錢 黃連錢
陳皮二錢 檳榔五錢 炮姜末 木香錢
茯苓三錢 半夏三錢 甘草錢 烏梅五个
引生姜三片 水煎服

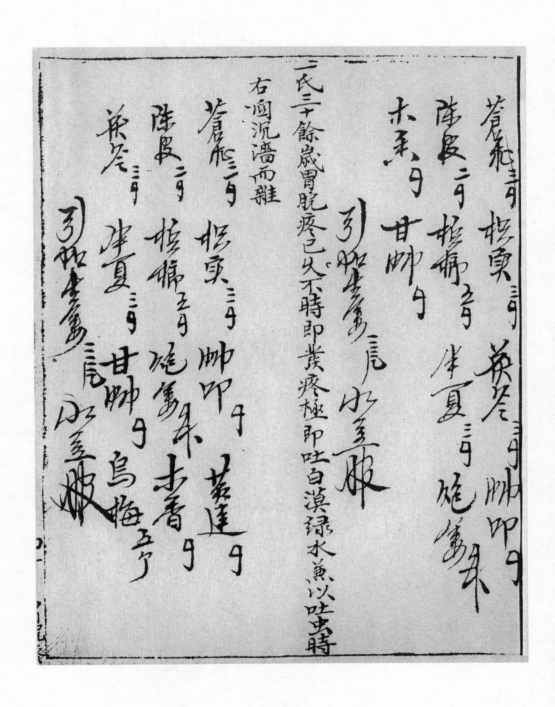

一氏五十餘歲遇氣不遂即發舊症胃脘作疼嘔吐兩尺沉濇而緩

蒼朮 二錢　陳皮 二錢　檳榔 三錢　茯苓 三錢

香附 三錢　枳實 三錢　木香 一錢　半夏 三錢

草叩 一錢　炮姜 一錢　甘草 一錢

引加生姜 三片　水煎服

一氏五十餘歲素日胃脘疼時好時反兩臂常覺冷如冰六脈沉軟

蒼朮 二錢　枳實 三錢　茯苓 三錢　草叩 一錢五

陳皮 二錢　檳榔 五錢　半夏 三錢　炮姜 二錢

木香 一錢　甘草 一錢

引加生姜 三片　水煎服

一氏三十餘歲胃脘痛疼前服大黃明粉二劑皆吐更煩躁不寐余於
右關沉緩氣滯停水寒痰之症四五日未大便欲行不得
香附炙三分　蒼朮二分　枳殼炒三分　炮薑分
木香分　陳皮二分　砂仁分　檳榔搗二分
茯苓三分　半夏炙三分　杏仁分　甘草分
引加水羅菔一斤切片煎湯代水煎服

胃脘疼

一氏三十餘歲素有胃脘疼今疼至甚但大便黑腹鳴則疼
蒼朮三分　枳實三分　靈脂八分　陳皮二分
檳榔三分　桃仁三分　砂仁分　干薑分炒

杏仁三分　一　甘草分

引加干姜炭二分　水煎服

一氏四十餘歲胃脘疼時疼時止動生如常嘔酸

胃脘疼

蒼朮三分　枳殼三分　木香一分　半夏三分

香附三分　檳榔五分　茯苓三分　草叩一分

陳皮一分　甘草一分　杏仁四分

引加生姜三片　水煎服

胃脘疼

一氏三十餘歲觸氣胃脘衝疼疼甚則嘔苦水六部沉急

香附炙三分　蒼朮炒三分　杏仁研三分　半夏炙三分

木香面一分　陳皮二分　神曲炒研一分　茯苓三分

甘草一分　枳殼炒三分　枳椇五分

引加生姜三片　此方可服

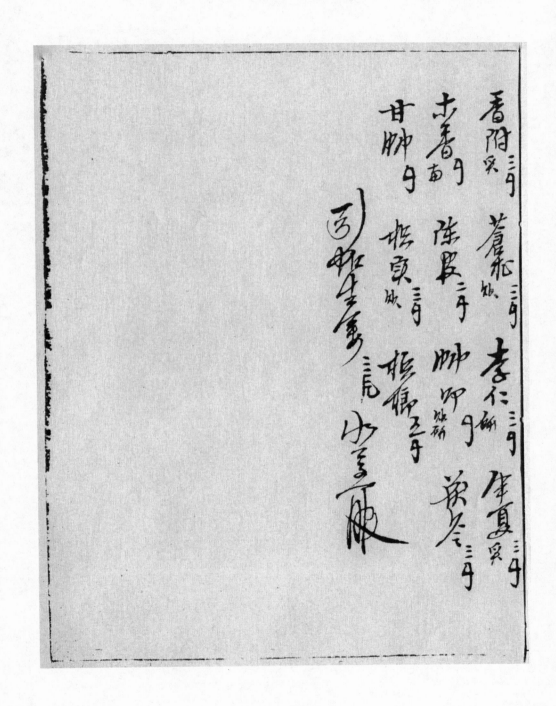

三層茴香丸

大茴香（鹽炒）兩 川楝子（麩炒）兩 沙參 兩 廣木香 兩

共為細末米糊為丸空心服二錢鹽湯送下

二料加

蓽撥 兩 檳榔 五錢

共前四味為丸

白茯苓 四兩 製附子 兩

共前藥拾兩米糊為丸用法同前卅年之病可除根